歯科医が考案した新習慣!

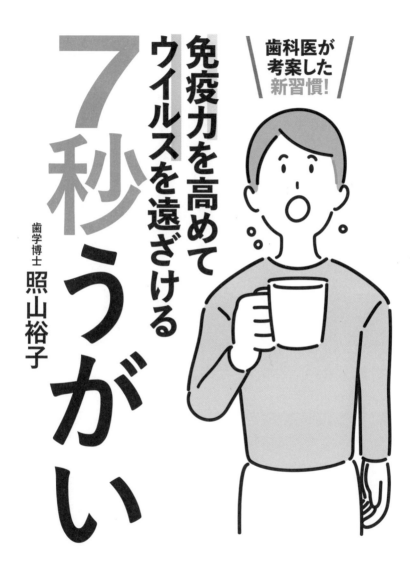

免疫力を高めて
ウイルスを遠ざける
7秒うがい

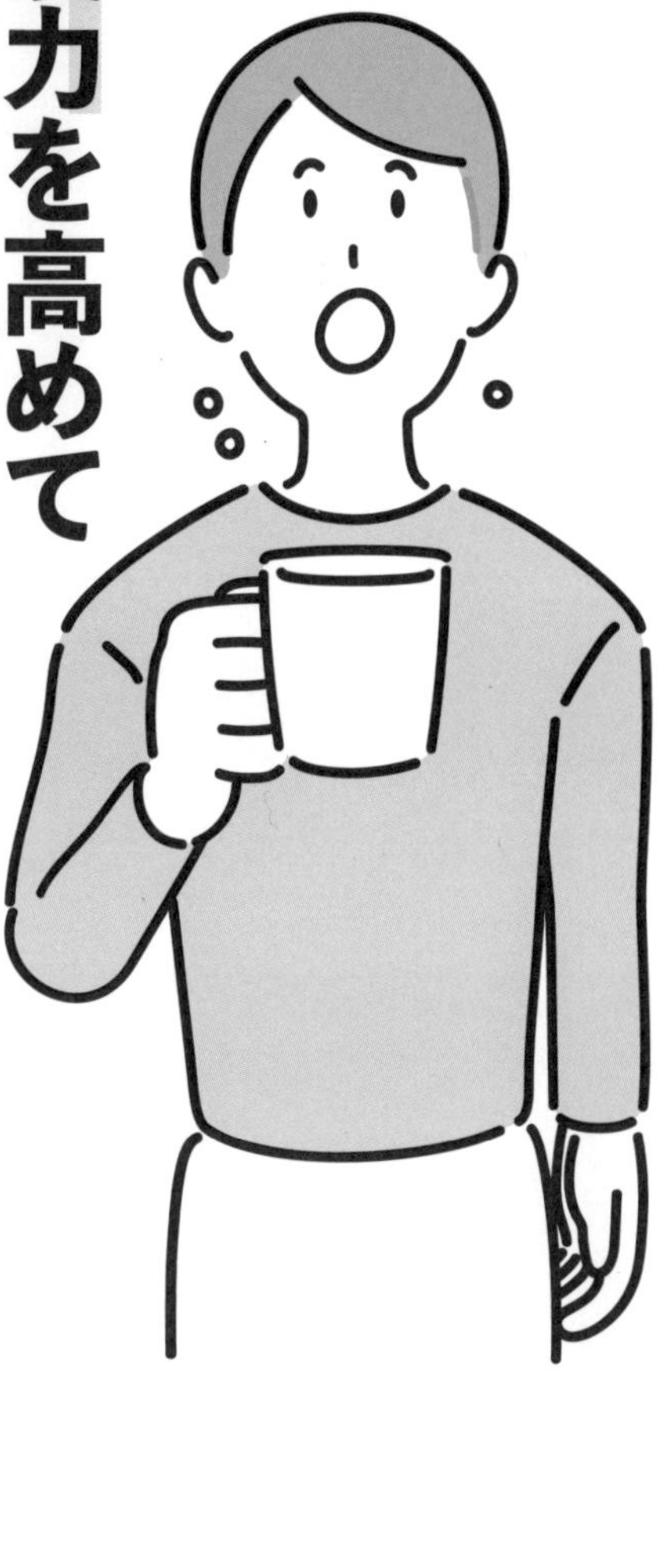

歯学博士
照山裕子

きずな出版

家に帰ったら、うがい・手洗い。

風邪、インフルエンザ、
そして新型コロナウイルス感染症の予防のため、
この2つをあなたも毎日やっているはず。

でも、
あなたがやっている「うがい」は、
本当に口のなかとのどを、
キレイにできていますか？

手はしっかり爪《つめ》の間まで洗うのに、
うがいは水を口に含んで
「ガラガラ〜ペッ」とやるだけ。
こんなうがいをしていませんか？
これは典型的なダメうがい。
効果ゼロとはいいませんが、
口とのどにはたくさんの雑菌・ウイルスが残ったままです。

「私はうがい薬を使っているから、
しっかり殺菌できてます！」

これもよくある勘違い。

市販のうがい薬は使い方を間違えると、逆に口のなかに悪い菌が繁殖しやすくなってしまうのです。

では、本当に口とのどをキレイにして、
感染症を防ぐには、どんな「うがい」をすればいいのでしょうか？

その答えこそ、本書でご紹介する

「7秒うがい」

うがいで大事なのは、
口のなかで水を激しく動かして水流をつくり、
のどの奥から歯と歯のスキマまで
食べ残しや、ばい菌をしっかり洗い流すこと。

コツさえ知っていれば、
短時間でしっかり口とのどをキレイにできます。

しかも、使うのは少量の水だけ。

それだけではありません。

「7秒うがい」は虫歯や歯周病など感染症を予防するほか

免疫力を高めて、病気になりにくい体をつくることができるのです。

歯周病菌は、あなたが思っている以上に、体にさまざまな悪さをします。

たとえば糖尿病や心筋梗塞、アルツハイマー病、誤嚥《ごえん》性肺炎、脳梗塞など命にかかわる病気の原因になるのです。

「7秒うがい」は水しか使いませんから、
いくらやっても、体に害はありません。

むしろ、家に帰ったときだけではなく、
食事や間食のたびにやればやるほど、
どんどん口のなかが健康になります。

さあ、あなたも今日から
「7秒うがい」を習慣化して
感染症や病気にならない体に生まれ変わりましょう。

こんなにスゴイ！

▼新型コロナウイルスやインフルエンザ、風邪などの感染症リスクを下げ、重症化しにくくなる

▼唾液に含まれるばい菌の数が減るので、唾液が気管支に入ることで発生する誤嚥性肺炎を防ぐことができる

▼ニオイの原因となるばい菌や食べかすが減るので、口臭が抑えられる

▼口周りの筋肉が鍛えられるので、自然と口呼吸をしなくなり、ばい菌の侵入を防いだり、口のなかの乾燥が防げる

▼口呼吸をしなくなることで、睡眠時無呼吸症候群になりにくくなる

▼口周りの筋肉が鍛えられることでほうれい線が目立た

7秒うがいは

なくなったり、ハリが出ることで、美顔効果が期待できる

▼小さな子どもがうがいで口周りの筋肉を鍛えると、歯並びがよくなる

▼歯周病菌が増えるのを防ぎ、健康な歯と歯ぐきを維持できる

▼歯周病菌が引き起こす、動脈硬化や脳梗塞、アルツハイマー病、糖尿病、骨粗しょう症、脳血管疾患、高脂血症などの病気のリスクを抑えられる

▼妊娠中の女性の場合、歯周病が引き起こす早産や、低体重児出産のリスクが減る

▼食べかすを残さないことで、虫歯の発生リスクを抑える

はじめに
正しい「うがい」のやり方はだれも教えてくれない

「みんな、正しいうがいのやり方を知らないのかもしれない」

これが、長年歯科医師として働き、多くの患者さんの口のなかと、うがいのやり方を見てきた私の感想です。

みなさんも歯医者さんに行ったら、治療の合間《あいま》に「口をゆすいでください」と指示されると思います。

そんなとき、**多くの患者さんは口のなかに水を含んで軽くゆすぐだけで、すぐに水を吐き出してしまいます。**なかには、まったく音が聞こえてこないほど静かなこともあります。

残念ながら、そのようなうがいでは、治療した歯の削りかすや薬剤などが、口のなかにベッタリと残ってしまっているのです。

もちろん、「治療の最中だから、手早く済ませよう」という患者さんたちの配慮もあるでしょう。あるいは麻酔が効いていれば、うまくゆすげなくて当然です。

でも、**もしも普段のうがいも2~3回ブクブクするだけで済ませているとしたら、明らかに「うがい不足」です。**

これでは、口のなかに歯磨き粉の研磨剤などが残ったままになりますし、ばい菌やウイルスなどを洗い流しきれません。

新型コロナウイルスの流行によって、これまで以上に多くの人が「外から帰ったら、うがい、手洗い」を習慣にしていると思います。

でも、**そもそも間違ったうがいをしていては、その効果もほとんどなくなって**

しまいます。これはとても、もったいないことですよね。

口のなかが汚いと〝感染症〟が重症化しやすい

しかし人々のうがいが不十分なのは、仕方がないことだと思います。

というのも、私たちはだれも「正しいうがいのやり方」を、人から教わったことがないからです。

歯磨きについては、私たちは小さいころからやり方を教えられます。

手の洗い方も、「誕生日の歌を歌いながら、爪の間までしっかり洗いましょう」などと教えてもらえます。

でも、**うがいのやり方については、だれも教えてくれないのです。**

じつは「正しいうがいのやり方」は、確立されていません。

「正しいうがい」は だれも教えてくれない！

歯磨き

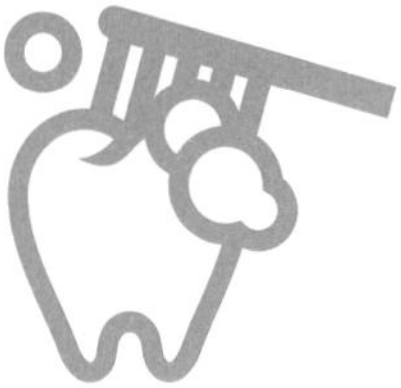

正しいやり方を
教えてもらえる

手洗い

正しいやり方を
教えてもらえる

うがい

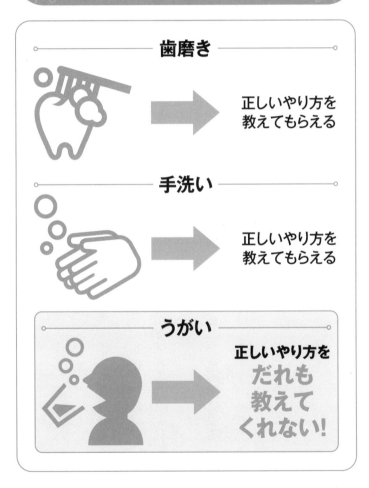

正しいやり方を
だれも
教えて
くれない！

うがいは日本古来の風習とされ、これまでだれも、うがいについてしっかり研究していないからです。

しかしその一方で、「口のなかの汚さ」と「感染症の重症化リスク」の関係性は多くの研究で明らかにされています。

口のなかが汚いと感染症にかかりやすくなり、重症化しやすくなることは間違いないのです。

そもそも、**虫歯や虫歯や歯周病といった疾患《しっかん》も、れっきとした細菌による〝感染症〟**ですから、口のケアが不足していると、まずはそうしたトラブルが発生してきます。

うがいは長くやるより「強く」やる

そこで私は、自分のこれまでの臨床《りんしょう》経験をベースに試行錯誤を重ね、世界で唯一の「うがいメソッド」をつくりました。

照山流のうがいメソッドをこれまで多くの患者さんに実践してもらったのですが、みなさんから

「スッキリ感がまるで違う！」

「口のなかのネバつきがなくなった！」

「歯石《しせき》がつかなくなって、歯医者さんにびっくりされました！」

などと、うれしい反響をいただいています。

うがいは、ただ時間をかけてやればいいわけではありません。

うがいで大切なのは「強さ」です。

口のなかで激しい水流をつくらないと、歯ぐきや歯の隙間、のどの奥のばい菌やウイルスは洗い流せません。

逆にいえば、「強さ」さえ意識してやれば、短時間でもしっかり効果のあるうがいができるということです。

小さなお子さんからお年寄りまで、だれでも気軽にできて、しっかり効果のあるうがい。

それが本書で紹介する「7秒うがい」なのです。

7秒うがいは全身の健康を守る

口のなかが汚いと、感染症のリスクが高まるだけにとどまりません。

近年、**口のなかの環境と、全身の健康との間に強い相関関係がある**こともわかってきました。

その数、じつに100を超える疾患に関与しているといわれています。

口のなかが汚い人は、大腸がん、心臓や脳血管疾患、アルツハイマー病など、重大な病気にかかりやすいのです。

これは、汚い口のなかで繁殖《はんしょく》した歯周病菌などが全身に回り、あちこちで悪さをするためです。


7秒うがいを習慣化すると、口のなかが清潔に保たれ、国民病ともいわれる歯周病、そして歯周病が引き起こす、さまざまな病気の予防に役立ちます。

水だけでカンタンにできて、どれだけたくさんやってもデメリットがまったくない7秒うがい。

ぜひあなたも今日から実践して、口から健康な体を手に入れてください。

こんなにカンタン!

7秒うがいのやり方

❶ 水を口に含む

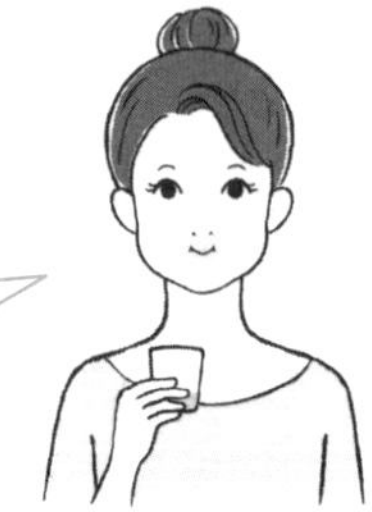

水の量はおちょこ一杯分くらい。
「ちょっと少ないかな」くらいがちょうどいい!

水の量が多いと、口のなかで水流がつくれなくなります

うがい薬、洗口液は1日1回まで!

消毒作用のある薬品は刺激が強く、使いすぎると口のなかの良い菌まで殺してしまいます。使う場合は、1日1回くらいにしましょう。

❷ 7秒間、全力でブクブクうがい!

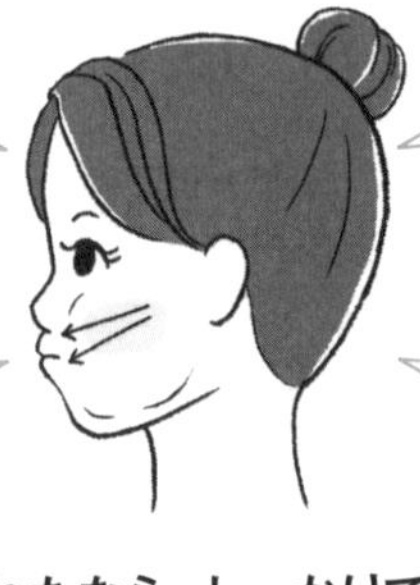

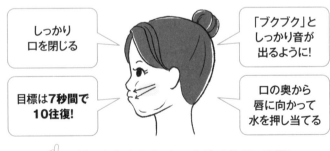

しっかり口を閉じる

「ブクブク」としっかり音が出るように!

目標は**7秒間で10往復!**

口の奥から唇に向かって水を押し当てる

口がつかれたなら、しっかりできている証!

③水を吐き出して、また水を口に含む

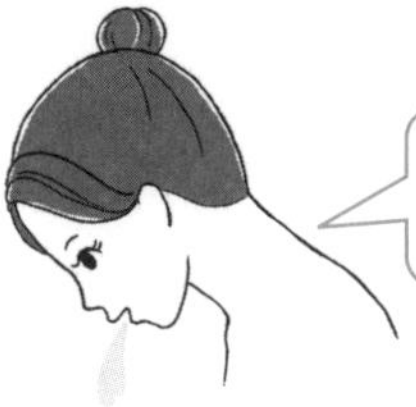

口のなかのばい菌が水に混じっているから、
そのままゴロゴロうがいをしてはダメ!

ここで含む水の量も、少なめでOK!

④天井を見ながら、7秒間ゴロゴロうがい

むせない程度
に喉の奥まで
水を入れる

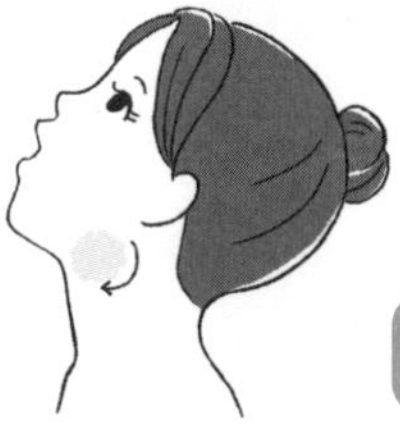

「ゴロゴロ」と
しっかり音が
出るように!

これで完了!

1日1回、夜の歯磨きのときにやりたい

毒出しうがい

❶おちょこ一杯分の水を口に含み、**上の歯**に向けて
全力で7秒間、ブクブクうがいをし、水を吐き出す
❷おちょこ一杯分の水を口に含み、**下の歯**に向けて
全力で7秒間、ブクブクうがいをし、水を吐き出す
❸おちょこ一杯分の水を口に含み、**右の奥歯**に向けて
全力で7秒間、ブクブクうがいをし、水を吐き出す
❹おちょこ一杯分の水を口に含み、**左の奥歯**に向けて
全力で7秒間、ブクブクうがいをし、水を吐き出す

するQ&A

Q 時間内に10回ブクブクできません

A やっているうちに、できるようになります

小さいお子さんや高齢の方などは、はじめのうち、7秒間で10回も勢いよくブクブクうがいをできないこともあるでしょう。これは口の筋肉が弱いからです。7秒うがいを続けていると、次第に口周りの筋肉が鍛えられるので、できるようになっていきます。

Q 緑茶でうがいをしてもいいですか?

A 問題ありませんが、歯が汚れる可能性はあります

緑茶は抗菌・消臭作用があるのでうがいに適した液体ですが、頻繁に緑茶でうがいをすると茶渋が歯について着色してしまうことがあります。うがいは水でやるのがもっとも体に害を与えません。

Q 7秒うがいは1日に何回やっても大丈夫ですか?

A 何度やっても問題ありません

7秒うがいは1日に何回やっても大丈夫です。また、慣れてくると7秒以上うがいを続けられるようになる人もいますが、もちろん、7秒以上やってもOKです。

うがいに関

Q 虫歯や口内炎があっても、やっていいですか?

Ⓐ手術直後でなければ、問題ありません

7秒うがいは水しか使わず、口のなかを痛める心配がないので、虫歯の治療中や口内炎があってもやって問題ありません。ただし、ひどい口内炎で痛みがあるときは、痛みがなくなってからにしましょう。また、親知らずを抜いたり、インプラントの手術をしたりした直後は、ブクブクうがいによって傷口が開いてしまう可能性があるので、やめてください。

Q 冬はお湯でうがいしてもいいですか?

Ⓐ熱すぎなければ問題ありません

お湯の温度があまりにも高いと口のなかへの刺激が強くなりますが、ぬるま湯くらいであれば問題ありません。また、冷たすぎる水もよくありません。常温の水がベストです。

Q 風邪のときも7秒うがいをしていいですか?

Ⓐいつも以上に念入りにうがいをしてください

風邪を引いているときは口のなかにばい菌がたくさんいることが多いです。そのままにしておくと治りが遅くなるので、いつも以上にしっかりうがいをして、それらのばい菌を洗い流しましょう。

CONTENTS

第1章
口のなかが汚い人は感染症にかかりやすい

第2章

効果抜群！ カンタンにできる7秒うがいのやり方

CONTENTS

第3章

死にたくなければフロスをやりなさい

第4章

汚い口は万病の元になる

［ブックデザイン］
金井久幸
（TwoThree）

［カバーイラスト］
北川ともあき

［図版制作］
五十嵐好明

［本文イラスト］
長嶋道子

［校正］
鷗来堂

第1章

口のなかが汚い人は感染症にかかりやすい

インフルエンザが重症化しやすい人

以前から、医師の間では、

「口のなかが汚いと、インフルエンザになりやすい、重症化しやすい」

というのが常識となっています。

実際、奈良県で行われた調査では、介護施設の高齢者に歯磨きなどの口腔《こうくう》ケアを徹底したところ、インフルエンザの発症率が10分の1に激減したという報告があります。

新型コロナウイルスについては、口のなかにばい菌が多い人ほど重症化しやすいことがわかってきています。**そして新型コロナウイルスはインフルエンザと異なり、唾液腺や歯ぐき、舌など、口のなかで増えることも明らかになりました。**

コロナウイルス関連の論文は通常より早いスピードで学術雑誌に掲載されていて、どんどん新しいデータが出てきています。そしてそのなかには、**新型コロナに感染して重症化した人と、重症化しなかった人の口のなかのばい菌の数を比べてみると、１００万倍くらいばい菌が多かった**という結果もあったそうです。

もちろん、まだ因果《いんが》関係のすべてが明らかにされたわけではありません。ただ、口のなかを清潔に保つことが、感染症リスクを低下させることは間違いないでしょう。

歯周病菌がウイルスを増やす

なぜ、口のなかが汚いと感染症に弱くなるのか。

これは、**おもに歯周病菌が原因です。**

歯周病菌は歯と歯ぐきの隙間の「歯周ポケット」とよばれる場所のほか、舌の表面のデコボコのなかにもたくさん潜《ひそ》んでいます。

とくに、舌が白く汚れている人は、感染症の重症化リスクが高いといわれています。

汚い口のなかでは、歯周病菌が繁殖してしまいます。歯周病菌というと、歯周病や口臭など、口のなかのトラブルに限定したばい菌だと思っている人も多いかもしれません。

しかし、歯周病菌はあなたの想像以上に、体にさまざまな悪さをします。

たとえば、歯周病菌はプロテアーゼという「タンパク質を破壊する酵素《こうそ》」を出します。プロテアーゼは口やのどの細胞や粘膜を攻撃するので、**歯周病菌だらけの口のなかは、つねに傷だらけです。**

ウイルスが私たちの体内に侵入するとき、まず細胞の表面にあるレセプター（受容体）という分子に結合します。

口やのどなどのレセプターは通常、粘膜を保護する糖タンパク質の層におおわれているのですが、プロテアーゼなどの酵素によってこの層が壊されると、レセプターがむき出しになり、ウイルスが侵入しやすくなってしまうのです。

また、**歯周病菌はノイラミニダーゼという、インフルエンザウイルスの増殖を**

助けてしまう酵素も生み出します。歯周病菌が多いと、インフルエンザウイルスが増殖しやすい環境になってしまうのです。

新型コロナは舌や歯ぐきからも侵入する

インフルエンザウイルスは、おもに上気道（のどや鼻、咽頭など）から体内に侵入してきます。

しかし、最近の研究によれば、**新型コロナウイルスは上気道だけではなく、歯ぐきや舌、唾液腺といった口のなかの細胞からも体内に侵入する**ことがわかってきました。

ちょっと極端な言い方をすれば、インフルエンザはのどを洗うガラガラうがいだけでもある程度防げるのですが、**新型コロナを予防するには、のどだけではな**

歯周病菌が多いと インフルエンザにかかりやすくなる

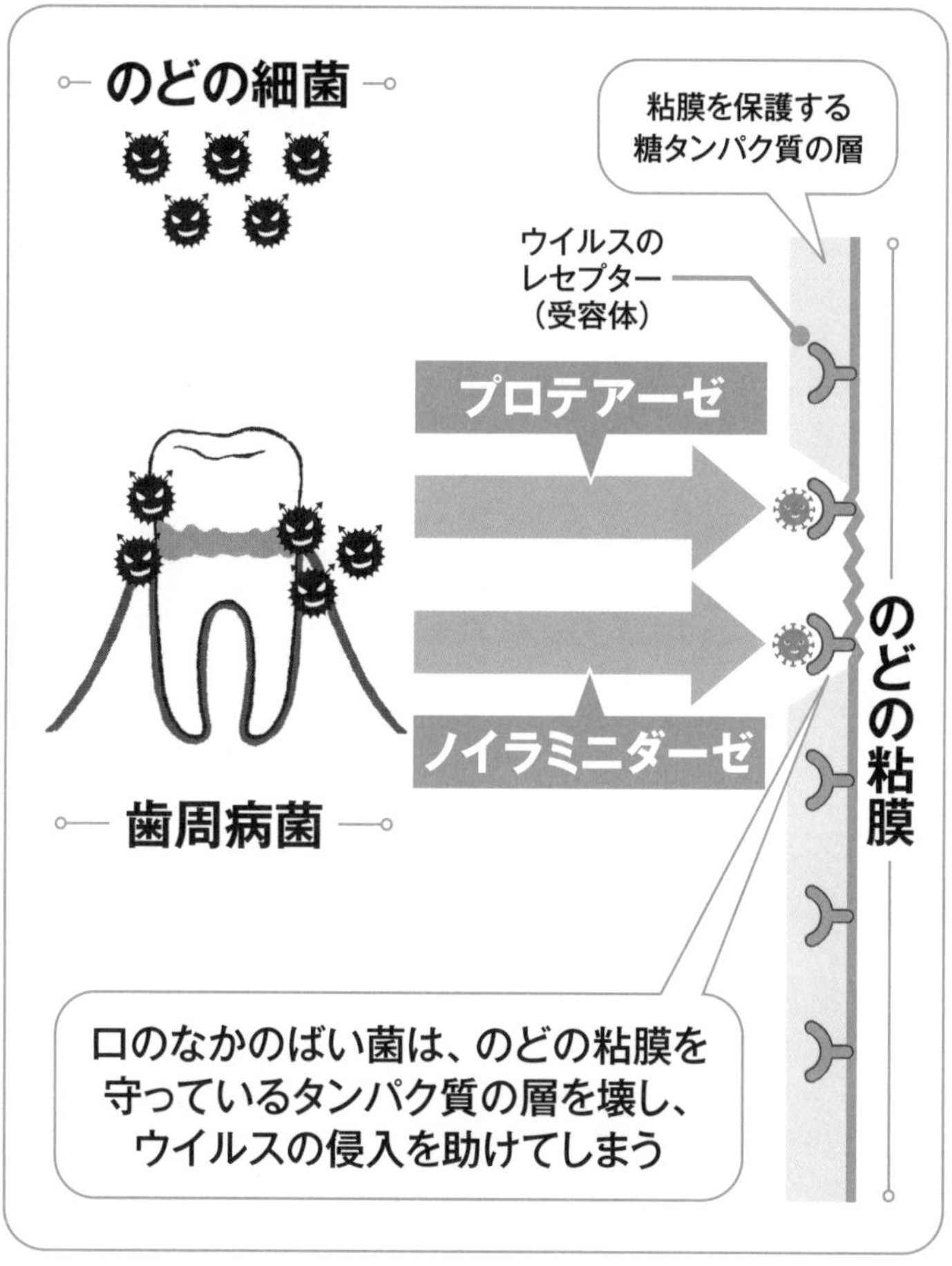

く、口のなかをしっかり洗うブクブクうがいも重要になるということです。

また、スペインの調査では、ポピドンヨードをはじめ、さまざまな種類の洗口液で口のなかをゆすぐと、2時間ほどは口内のウイルスの量を低下させられるというデータが出ています。

「水によるうがいでも効果は十分では？」という議論の余地があるようですが、口のなかを清潔にすることでウイルスの量を減らすことができることがわかる結果といえるでしょう。

どうして口のなかは汚れていくのか

それではなぜ、私たちの口のなかは汚くなってしまうのでしょうか。

最大の原因は、**「食べかす」**です。


そもそも、私たちの口のなかは、ばい菌たちにとって天国のような環境です。適度に暖かくて、湿っていますから、増殖するのにもってこい。

そこにばい菌のエサとなる糖分があったら、あっという間に増えてしまいます。

とはいっても、食べかすがあるからといって、すぐにばい菌がモリモリ増殖するわけではありません。

だいたい、**食べ物を口にしてから8時間くらいすると、ばい菌が口のなかの食べかすをエサにして増え、かたまりになり始めます。**

そして食事をしてから24時間ほどたつと、そのばい菌のかたまりは、私たちの目に見えるくらいの厚みになるのです。

歯磨きをする前に、歯の表面や歯ぐきのところに白っぽいかたまりがあることがある人はいるでしょうか。

それは、ばい菌のかたまり、プラーク（歯垢《しこう》）とよばれるものです。

プラーク1ミリグラムのなかには、およそ300種類、1億個以上の細菌がいるといわれています。

プラークが目に見えてしまうというのは、口のなかが相当汚い状態であると考えていいでしょう。

口のなかの食べかすが歯垢、歯石に変わるのにかかる時間

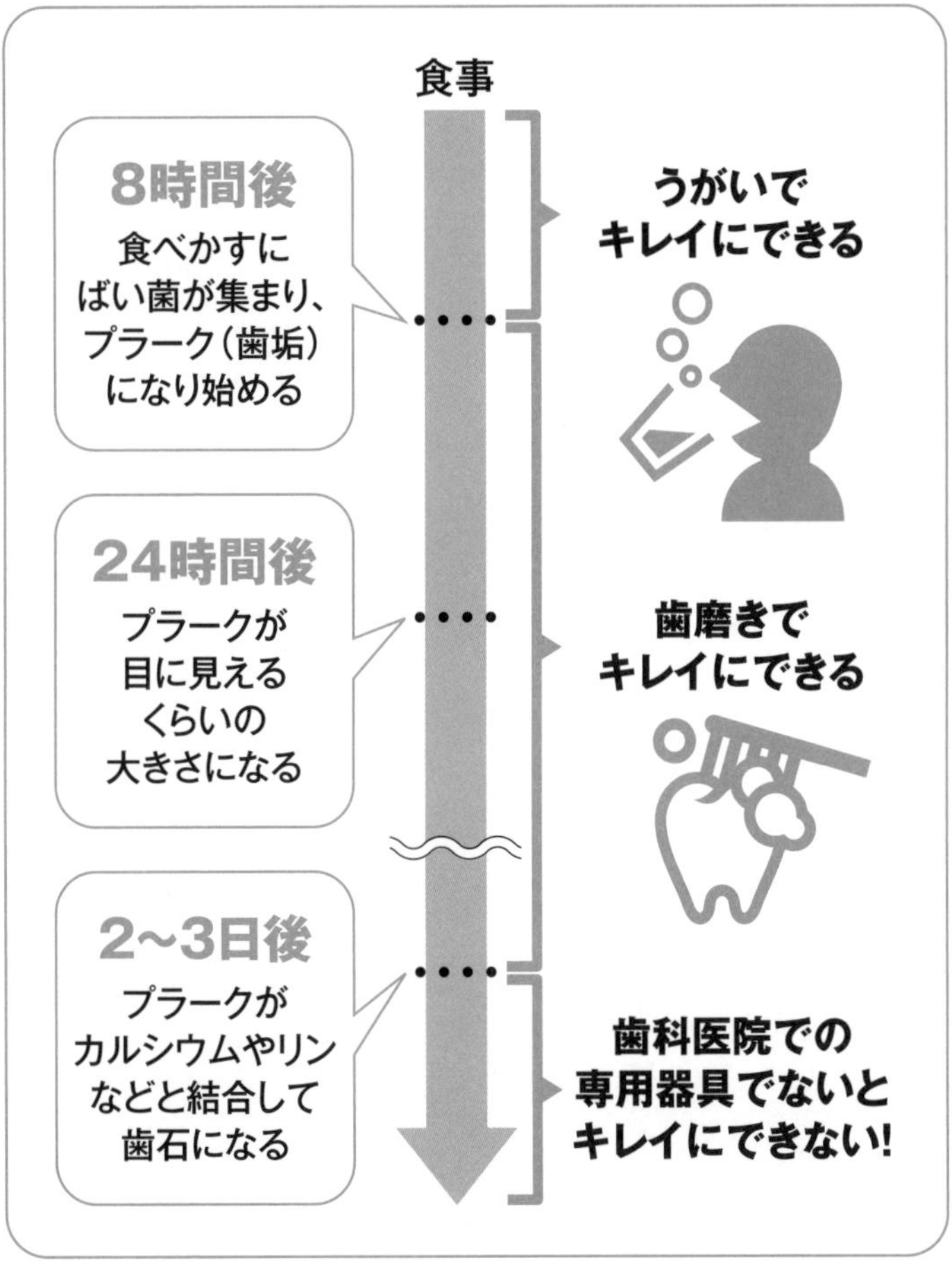
食事
8時間後
食べかすにばい菌が集まり、プラーク（歯垢）になり始める
うがいでキレイにできる
24時間後
プラークが目に見えるくらいの大きさになる
歯磨きでキレイにできる
2〜3日後
プラークがカルシウムやリンなどと結合して歯石になる
歯科医院での専用器具でないとキレイにできない!

そして残念ながら、一度プラークができてしまうと、歯や歯ぐきに強力にくっつくため、いくら激しくうがいをしても、もう洗い流せなくなってしまいます。

プラークを取り除くには、歯ブラシなどの道具を使ってこそげ落とすしかないのです。

もし、このプラークを放置したり、歯磨きが不十分で歯の隙間などにあるプラークを取り除きれなかったら、どうなるのでしょうか。

プラークは2~3日たつと、唾液のなかに含まれるリンやカルシウムと結合して硬い石に変わります。

これが歯石です。

歯石になると、もう歯ブラシでも硬くて取り除けません。

歯医者さんに行って、専用の器具を使わなければいけなくなります。

歯石ができてしまうと、そこにできた隙間に食べかすやばい菌が入り込み、どんどん増殖する足場となってしまうのです。

歯科医になって20年以上、たくさんの方を診《み》てきましたが、すみずみまで磨けている人はほとんどいません。

くわしくは第3章で説明しますが、多くの人が使っているのは歯ブラシだけで、口のなかを十分にキレイにできていないからです。

歯ブラシだけで歯の隙間など、細かいところのプラークをすべて取り除くのは、ほぼ不可能です。

プラークになる前にうがいをする

では、どうすればいいのでしょうか。

大事なのは

①ブラッシング：道具を使ってプラークをゴシゴシこそげ取る（器質的清掃）

②うがい：自分の筋力を底上げしてプラークを吐き出す（機能的清掃）

の2つを毎日しっかりやることです。

多くの人はブラッシングには気をかけますが、うがいを軽視しています。しかし、歯ブラシなどを使ってプラークをこそげ落としても、それをしっかり口の外へ吐き出さなければ意味がありません。

そのためには口周りの筋力を鍛えてしっかり吐き出すこと、そしてこまめにうがいをして、できるだけプラークができない口内環境をつくることが大切なのです。

もちろん、うがいはただ長くやればいいわけではありません。

速く、激しい水流を口のなかにつくり出さないと、食べかすやばい菌を洗い流すことはできません。そのもっとも手軽な方法こそ、7秒うがいなのです。

マスクをすると感染しやすくなる!?

新型コロナウイルスによる感染症が拡大してから、多くの方がマスクをするようになりました。

しかし、マスクだけではウイルスの感染を防ぐことはできません。

東京大学医科学研究所が発表したデータによれば、ウイルスを吸い込む側の人が布マスクを着用した場合、着用しなかったときに比べて吸い込む量が60～80％に低下したとされています（注）。

これは逆にいえば、**マスクをしていても60～80％くらいのウイルスは吸い込ん**

（注）新型コロナウイルスの空気伝播に対するマスクの防御効果
https://www.ims.u-tokyo.ac.jp/imsut/jp/about/press/page_00042.html

でしまうということです。

また、**マスクをつねにすることによって、かえって感染症リスクが高まる可能性があります。**

マスクをすることで「口呼吸」してしまう人が増えるからです。

みなさんも、マスクをしながら外を歩いていたりすると、息苦しくなって、ついつい口呼吸をしてしまっているのではないでしょうか。

口で呼吸しているか、鼻で呼吸しているかは、感染症対策においては、マスクをするかしないか以上に大きな違いがあります。

たとえば福岡のある小学校では、生徒の口呼吸を鼻呼吸に変えるトレーニングをしただけで、インフルエンザにかかる子どもが40％から5％に激減したという調査結果があります。

鼻は「天然のマスク」

私たちはふだん、鼻で呼吸をしています。

鼻のなかにはたくさんの鼻毛が生えているほか、つねにネバネバした粘液《ねんえき》（いわゆる鼻水）が出ています。

鼻毛や鼻水が、ばい菌やウイルスをからめとり、それ以上体のなかに侵入するのを防いでいるのです。

また、鼻のなかは細かい血管が張りめぐらされていて、吸い込んだ空気をすぐに温め、加湿する効果もあります。

加湿されることにより、高温・高湿な状態が苦手なウイルスの増殖を防いでいるのです。これらの効果は絶大で、空気と一緒に入ってくるばい菌を70％ほどはカットしてくれます。

つまり、**鼻呼吸は、「天然のマスク」の役割を果たしている**ということです。口で呼吸するのは、この「天然のマスク」を外してしまうのと同じ。ばい菌やウイルスが体内に入り放題になっているのです。

もちろん、だからといってマスクをしなくてもいいわけではありません。**マスクは自分や他人への飛沫《ひまつ》感染を防ぐだけではなく、「接触感染を防ぐ」という役割も大きいです。**

じつは、私たちはふだん、自分が思っている以上に口や鼻、目などを指で触ってしまっています。それにより、指に付着していたばい菌やウイルスを自分で粘膜に運んでしまっているのです。

マスクをしていれば、そうした接触感染を防ぐことができるというわけです。

鼻はばい菌やウイルスをブロックしてくれている

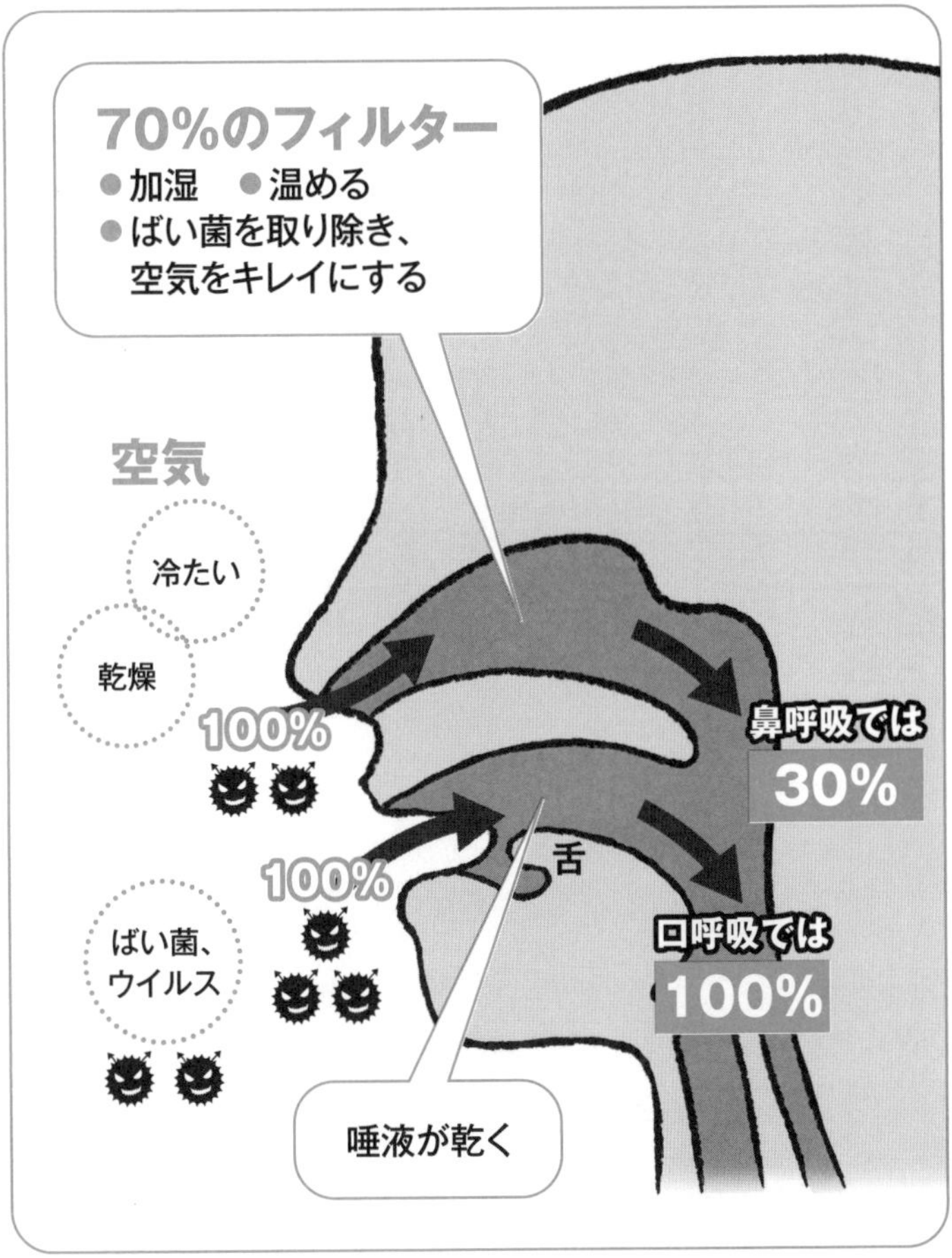

口呼吸で口のなかが乾燥する

口呼吸の悪いところは、それだけではありません。

口呼吸をしてしまうと、**「口のなかが乾燥しやすくなる」**というデメリットもあります。

口のなかが乾燥するとは、つまり、唾液が必要以上に蒸発してしまって、循環《じゅんかん》する唾液の量が減ってしまうということです。

唾液はさまざまな働きで私たちの体を守ってくれています。

そして、**唾液の大切な役割に「抗菌作用」があります。**

小さいころ、親や先生から「ケガをしたらツバをつけなさい」といわれたことがある人もいると思いますが、これは理にかなっています。

また、唾液そのものが歯や歯ぐきなどについた食べかすを洗い流す役目もあるので、唾液が少ないと、それだけで口のなかが汚れてしまうのです。

口呼吸をすると唾液が減り、ばい菌が繁殖しやすくなって、ウイルスにも感染しやすくなるということです。

このように悪いことだらけの口呼吸ですが、私が考える口呼吸の最大のデメリットは、**「口の力を衰《おとろ》えさせる」**ことです。

口周りの筋肉がどんどん弱くなる

新型コロナウイルスの感染が広まり、しばらくたってからの話です。

とある取材の際にうがいを実演して見せたところ、いつも同席しているPR担当の方に、

「先生、口の力が弱くなっていませんか？」

といわれてしまいました。

そうです。私としたことが、四六時中マスクをつけていたせいで、口の周りを弛緩《しかん》させるクセがついてしまい、口の筋肉が弱っていたのです。

唇を閉じる、すぼめる動作に使うのはおもに口腔周囲筋《こうくうしゅういきん》という筋肉で、名前の

マスクをし続けていると口腔周囲筋が衰える

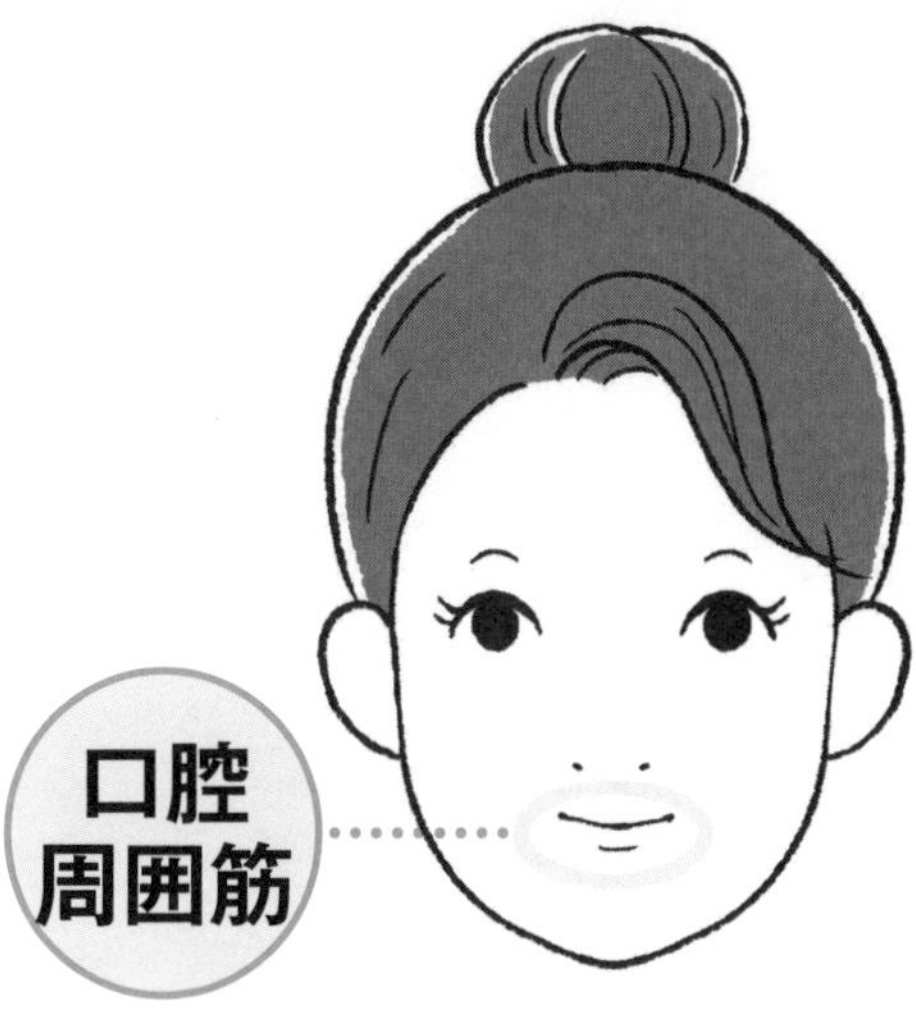

口腔周囲筋が弱くなると……

- 子どもの場合、歯並びが悪くなる
- 滑舌が悪くなる
- 口がだらしなく開くようになり、口呼吸しがちになる
- 物を飲み込む力が弱くなり、誤飲・誤嚥の原因になる
- ほほにたるみができたり、ほうれい線が目立つようになる
- 寝ている最中に口呼吸になり、睡眠時無呼吸症候群のリスクが高まる

通り、口の周りを輪っかのようにグルリと取り囲んでいます。

この筋肉が弱まると、口がだらしなく半開きの状態になりやすくなるのです。

身体のほかの部分と同じく、**筋肉は、使わなければどんどん衰えます。**

マスクで息苦しいからと、口を半開きの状態にしていないでしょうか。

口で呼吸することが普通になると、**マスクを外したときにも口呼吸をするのがクセになり、かえって感染症にかかりやすくなってしまいます。**

口呼吸は百害あって一利なし

口腔周囲筋が弱いと、感染症にかかりやすくなるだけではありません。

もっと、いろいろな悪影響を体に及ぼします。

たとえば、小さな子どもがやわらかいものばかり食べていると、あごや筋肉が発達しにくくなります。

そうすると、いつも口が半開きになり、歯並びが悪くなったり、出っ歯になったり、舌の力が不十分で、滑舌《かつぜつ》が悪くなってしまったりします。

高齢者の方で口腔周囲筋が衰えると、ものを飲み込む力が弱くなり、誤飲・誤嚥につながるリスクが高まります。

また、口呼吸は鼻呼吸よりも酸素を取り込む効率が悪く、疲れやすくなったりストレスの原因になるともされています。

口呼吸は美容にも健康にもよくありません。

口腔周囲筋が弱くなると、ほほのたるみや、ほうれい線が目立つ原因になります。

さらに、起きているときでそうなのですから、口腔周囲筋が衰えてくると、睡眠中もつねに口が開いた状態になります。

これは当然、**イビキや睡眠時無呼吸症候群の原因につながります。**

本書で提唱する「7秒うがい」は、口のなかをキレイにして感染症の予防に役立つだけではありません。

口のなかで激しい水流をつくり出すためには、口周りのさまざまな筋肉を動かす必要があります。

つまり、**7秒うがいを習慣化することで、口腔周囲筋のトレーニングもできる**ということなのです。

酸化ストレスで感染症が重症化する

インフルエンザや新型コロナにかかっても、症状は人それぞれです。無症状、あるいは症状が軽く済む人もいれば、重篤《じゅうとく》化する人もいます。

ウイルスによる病気は、感染しただけで重症化するわけではありません。

体力の低下などさまざまな要因が重なることが重症化の原因ですが、とくに注意していただきたいのは「酸化ストレス」とよばれるものです。


これは口腔ケアからは少し外れますが、感染症を重症化させないためにぜひ知っていていただきたいので、次に「酸化ストレス」について説明していきます。

私たちはふだん、空気中の酸素を取り込んで、エネルギーをつくり出しています。しかしこのとき、一部の酸素は**「活性酸素」**とよばれるものになります。活性酸素はほかの物質を結びつきやすく、血液や細胞などを酸化させて悪い影響を与えるのです。外に鉄パイプなどをほったらかしにしておくと、酸素と反応してサビてしまうのと同じです。

私たちの体には、この活性酸素を消す仕組み（抗酸化機能）も備わっています。しかし、**加齢などにより抗酸化機能が弱まると、体のなかに活性酸素が多い状態になります。**これが「酸化ストレスが多い状態」です。高齢者の方が重篤化しやすいのは、酸化ストレスが原因であることも多いのです。

歯周病になると、この活性酸素も増えます。

歯周病になると歯ぐきに炎症が起きます。すると白血球の一種である好中球《こうちゅうきゅう》が集まって炎症をしずめるのですが、そのときに活性酸素も生まれてしまうのです。

色の濃い野菜で活性酸素を減らす

この酸化ストレスを和らげるのに効果的なのが、**ファイトケミカル**とよばれる、植物由来の抗酸化栄養素です。

これは果物や野菜などの色、香り、苦み成分で、トマトに多く含まれるリコピンや、ニンジンのβ《ベータ》カロテン、ブルーベリーのアントシアニンなどを指します。

とくにポリフェノールやクロロフィル、リコピン、クロロゲン酸、βカロテンなどは抗酸化作用があるとされ、酸化ストレスの低下が期待できます。

万が一、**感染してしまったときの重症化を抑えるためにも、こうしたファイトケミカルを多く含む色の濃い野菜を積極的に食べたほうがいいでしょう。**

抗酸化作用が期待できる
ファイトケミカルとそれを含む食べ物

色	ファイトケミカル	おもな食べ物
緑	クロロフィル	ほうれん草、 ピーマン、 にら
赤	リコピン	トマト、 スイカ
オレンジ	βカロテン	ニンジン、 かぼちゃ
茶	クロロゲン酸	ジャガイモ
紫	ポリフェノール、 アントシアニン	ブドウ、ナス、 ブルーベリー、 紫キャベツ
白	フラボノイド	大豆、 玉ねぎ

第2章

効果抜群！カンタンにできる7秒うがいのやり方

ゴロゴロよりも「ブクブクうがい」が大事

うがいは、大きく分けて2種類あります。

「ゴロゴロうがい」と「ブクブクうがい」です。

ゴロゴロうがいは、顔を天井に向けて、水をのどの奥に入れてから息を吐きだし、「ゴロゴロ～」と音を立てながら、のどをキレイにするうがいです。

多くの人は、「うがい」というと、このゴロゴロうがいを思い浮かべるのではないでしょうか。小学生のときは手洗い場に並んで、ゴロゴロうがいをするように先生からいわれた方も多いはずです。

しかし、この本でおもに解説するのは「ブクブクうがい」のほうです。

ブクブクうがいこそ、しっかりやる必要があります。

ブクブクうがいとは、いわゆる「口をゆすぐ」うがいのこと。

口のなかに水を含み、激しくかき回すことで、歯の隙間や歯ぐきなど、口のなか全体をキレイにします。

私の経験上、ゴロゴロうがいはできているけれど、このブクブクうがいをカンタンに済ませすぎている人が多いように思います。

なぜ、ブクブクうがいのほうが大事なのか。

のどの奥よりも、口のなかのほうが汚れやすいからです。

食事や呼吸で外から入ってきたばい菌やウイルスは、必ず「口↓のど」のルートで私たちの体に侵入してきます。

しかも、口のなかには歯や歯ぐき、舌などがあって、入り組んだ構造になっていますよね。

歯の隙間や、歯周ポケット、さらには舌の表面の凹凸《おうとつ》などに残った食べかすをエサにしてばい菌が繁殖するにはもってこいの環境といえます。

ウイルスは単体では増殖できない

じつはウイルスは、単体では増殖することができません。

ウイルスは生きた細胞にもぐり込んで増殖し、私たちの体に入ってきます。口のなかの粘膜細胞や、ばい菌（細菌）細胞などに入り込んで、その細胞のタンパク質や遺伝子材料を使わないと増殖できないのです（このため、「ウイルスは生物ではない」ともいわれています）。一方、ばい菌（細菌）は細胞からできている生物なので、ウイルスが入り込んでばい菌の細胞内部で増殖します。

私たちがウイルスに感染するのは、このように目や鼻、口のなかにウイルスが

ウイルスはほかの ばい菌のなかで増殖する

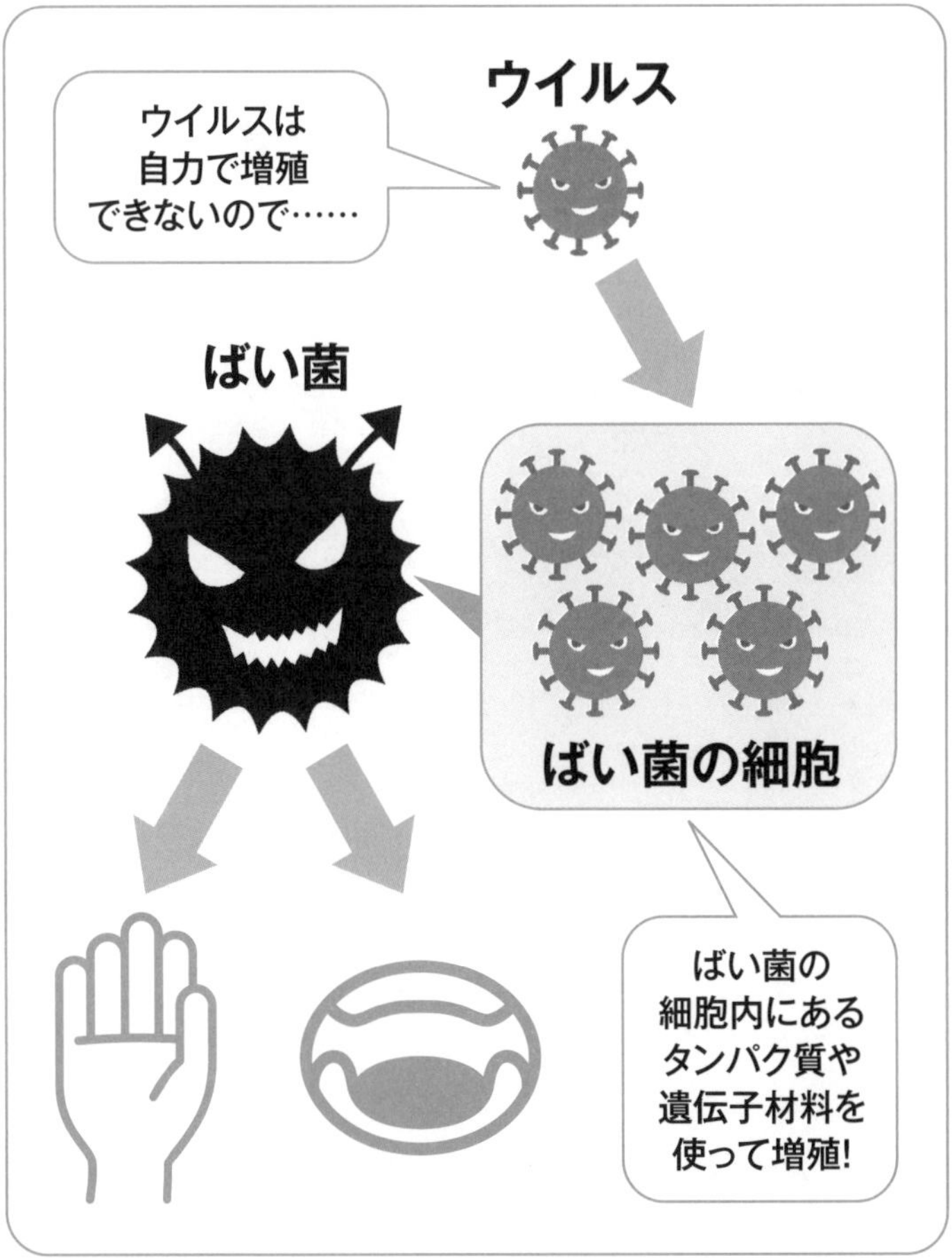

入ってきた際に、細胞内でウイルスが増殖しやすいばい菌の多いケースです。

このことがわかれば、口のなかをキレイにする「ブクブクうがい」がとても重要であると理解していただけるのではないでしょうか。

口のなかは、雑菌がたまりやすい。

歯周病などで口のなかの組織が傷ついていると、ウイルスが侵入しやすい。

だから、口のなかがキレイになるようしっかり洗い流すことが大事。

こういうことです。

実際、私が診療をしている大学病院では

「『ゴロゴロうがい』ではなく『ブクブクうがい』をしてください」

というポスターが貼り出されました。

それは大学病院が、ブクブクうがいが新型コロナウイルスなどを含む院内の飛沫感染対策に効果があると考えているからです。

これが基本の7秒うがい

本書の冒頭、20ページでも紹介しましたが、ここで改めて私が提案する「7秒うがい」のやり方を説明していきます。

1. 水を口に含む
2. 7秒間、全力でブクブクうがい
3. 水を吐き出して、また水を口に含む
4. 天井を見ながら、7秒間ゴロゴロうがいそれぞれのポイントを説明していきます。

1．水を口に含む

うがいをするとき、多くの人は水を口のなかに入れすぎです。

水を含んだとき、ほっぺたがパンパンに膨《ふく》らんでしまうのはいけません。

こんなにたくさん水を入れてしまうと、口のなかで激しい水流がつくれず、食べかすやばい菌を洗い流せないからです。シャワーのあとに体に髪の毛がはりついているとき、水圧でジャーッと流しますよね。それと同じ原理です。


水の量に関して、私は普段、適量として「30cc」とお伝えしています。

これは、だいたいおちょこ一杯分です。

「ゴクン」と一口で楽に飲み込めるくらいの量だと考えましょう。

2. 7秒間、全力でブクブクうがい

水を口に含んだら、激しく水を前歯や唇《くちびる》に向かって叩きつけましょう。

空気を混じらせて、「ブクブク」と水流の音がはっきり出るくらいやらないといけません。

これを7秒間、全力で行いましょう。

最初のうちは、なかなか7秒も続けられないかもしれませんが、それこそ口周りの筋肉・口腔周囲筋が弱っている証拠。

7秒うがいは口輪筋の筋力トレーニングとしての役割も持っているので、最初

はできなくても、毎日続けているうちにできるようになっていきます。

なお、ブクブクうがいは必ずしも前歯や唇だけに当てなくてもかまいません。右上の奥歯、左上の奥歯、右下の奥歯、左下の奥歯など、余裕があるなら7秒間でいろいろな方向に水流を当ててみてください。

3. 水を吐き出して、また水を口に含む

ブクブクうがいをしたら、そのまま「ゴロゴロうがい」もやりたくなりますが、感染症対策の面から考えると、やめておいたほうがいいでしょう。

ブクブクうがいをしたとき、その水のなかにはたくさんのばい菌が混じってしまっています。

水だけでできる
7秒うがいのやり方

❶ 水を口に含む

量は30ccがベスト。だいたいおちょこ1杯分。あるいは、無理なく一口で飲み込めるくらいの量。

❷ 7秒間、全力でブクブクうがい

口を閉じ、前歯や唇のほうに向かって、勢いよく水を叩きつける。ブクブクと水の音がしっかり聞こえるくらいやる。

❸ 水を吐き出して、また水を口に含む

食べかすやばい菌の混じった水を吐き出し、キレイな水を口に含む。水の量は同じく30ccほど。

❹ 天井を見ながら、3秒間ゴロゴロうがい

口に含んだ水を喉の奥のほうまで持っていきながら、ゴロゴロと音が出るくらいしっかりやる。

ブクブクうがいをした水はそのままのどの奥に持っていかず、一度水を吐き出して、改めてキレイな水でゴロゴロうがいをやりましょう。

水の量は、ブクブクうがいと同じくらいで大丈夫です。

4．天井を見ながら、7秒間ゴロゴロうがい

顔を仰向《あおむ》けにして、水をのどの奥まで持っていって洗いましょう。

こちらも、「ゴロゴロ」と音が出るくらいにしっかり洗ってください。

これを7秒間やります。

小さなお子さんや高齢者の方は、のどの奥のほうまで水を持っていきすぎると、気管支に入ってしまうこともあるので、無理のない範囲でやりましょう。

これで、7秒うがいは終了です。

7秒うがいは何回やっても大丈夫

歯ブラシで何度も磨いたり、誤ったやり方で力いっぱいゴシゴシしたりすると、歯や歯ぐきを傷つけてしまう恐れがあるので、注意しないといけません。

でも、**7秒うがいなら、口を傷つける心配は無用です。**

7秒うがいで使うのは水だけ。

口のなかで勢いよく水流をつくるといっても、水流が歯ぐきを痛めつけるほどすごい威力になることはありません。

ですから、7秒うがいは一日に何度やっても害はありません。

ただし、抜歯《ばっし》した直後や、ひどい口内炎がある人は、傷の治りが遅くなるおそれがあるのでやめてください。

また、入れ歯を使っている人は、必ず入れ歯を外して7秒うがいをしましょう。激しい水流によって入れ歯が外れ、飲み込んでしまったりしたら大変です。

また、入れ歯は接着面のところにばい菌が繁殖しやすいので、そこをしっかり洗うためにも、入れ歯を外したほうが効果的なのです。入れ歯自体も、しっかりブラシをかけて水で汚れを洗い流してください。入れ歯洗浄剤に漬けるのは、そのあとです。

食べたり飲んだりしたら、すぐに7秒うがい

基本的に、朝昼晩と食事をしたら、7秒うがいをしましょう。

理想をいえば、7秒うがいはなにか食べ物を口にしたり、糖分が含まれた甘いものを飲んだら、そのたびにやるべきです。

食べかすがプラークになるには8時間くらいの猶予《ゆうよ》があります。

ただ、食べ残しからは少しずつばい菌が増えていくので、なにか食べたり飲んだりしたら、できるだけ早くうがいをするに越したことはありません。

色の濃い飲み物を口にしたあともうがいをすると、歯の着色を防げます。

また、**夜の寝る直前と、朝起きた直後も、ぜひ7秒うがいをやってほしいタイミングです。**どれだけ口をキレイにしても、寝ている間に口のなかではばい菌が繁殖してしまいます。

なぜかというと、寝ている間は唾液の分泌《ぶんぴつ》量が減ってしまうからです。

夜中のばい菌の繁殖を抑えるためにも、寝る直前にしっかり、そして口のなかを清潔にするために、朝いちばんのうがいは忘れないように行ってください。

うがいの前に手を洗う

もちろん、外出から帰宅したら、うがいをしっかりしましょう。

第1章で説明したように、マスクをしているとついつい口呼吸になりがちで、そのまま外を歩いていると、さまざまなばい菌やウイルスが口のなかにとどまっていることがあります。

それをしっかり洗い流しましょう。

その際、**うがいをする前にハンドソープなどでしっかり手を洗いましょう。**

手のひらで水をすくってうがいをすると、手の表面に付着したばい菌やウイルスをそのまま口に含んでしまうことになります。

一日一回はしっかり毒出しうがい

口のなかをキレイにするには、基本的には本書で紹介している7秒うがいをこまめにやればOKです。

ただ、余裕がある場合、一日一回は私が以前から提唱している「**毒出しうがい**」をやっていただきたいです。

毒出しうがいは、次の4ステップです。

1．上の歯をキレイにする

30ccくらいの水を口に含み、口を閉じて、上の歯に向けて激しく水をぶつけます。7秒間ぶつけたら、水を吐き出します。

2．下の歯をキレイにする

同じ量の水を含み、口を閉じて、下の歯に向けて激しく水をぶつけます。7秒間ぶつけたら、水を吐き出します。

3．右の奥歯をキレイにする

同じ量の水を含み、口を閉じて、右の奥の歯に向けて激しく水をぶつけます。7秒間ぶつけたら、水を吐き出します。

4．左の奥歯をキレイにする

同じ量の水を含み、口を閉じて、左の奥の歯に向けて激しく水をぶつけます。7秒間ぶつけたら、水を吐き出します。

歯磨きのあとは毒出しうがいを

毒出しうがいをやるベストタイミングは、「夜、歯を磨いたあと」です。

みなさんは夜、寝る前に歯磨き粉をつけて、歯ブラシで歯を磨くと思います。

じつは、**歯を磨くと、歯磨き粉の研磨剤や、歯を磨いたときに勢いよく飛んだばい菌などを含む飛沫《ひまつ》が、口のすみずみや、のどの奥のほうまで飛び散ります。**

多くの人がやっているうがいでは、そうした汚れをしっかり取り除けていないことがよくあります。

そこで、歯を磨いたあとはより入念に、上の歯、下の歯、右の奥歯、左の奥歯と、すみずみまで丁寧にうがいをしたほうがいいのです。

フッ素の効能を気にして、あまりうがいをしないという人もいますが、一度キレイに汚れを落としてからフッ素を塗ったほうが当然効果的です。面倒でも区別して行ってください。

また、**一日一回、4方向に向けてうがいをしたほうがいいのは、口の筋肉のバランスを取るという意味もあります。**

みなさんも食事をするとき、ついつい右の奥歯ばかりで咀嚼《そしゃく》していたり、左の奥歯だけで咀嚼していたりすることがあるのではないでしょうか。

多くの人は片方の歯や筋肉だけを使うことが多いので、それを矯正《きょうせい》する意味でも、左右均等にうがいをして、バランスを取ることが必要です。

実際に毒出しうがいをやってみてもらうと、「右のほうがやりづらい」「左がやりづらい」とおっしゃる方がいます。

それはつまり、そちらのほうの筋肉を、ふだん使っていないということです。

そういったこともチェックできるので、ぜひ毒出しうがいも併用《へいよう》してください。

うがい薬はいい？ 悪い？

7秒うがいで使う液体については、私は水をお勧めしています。

というのも、**水が一番、体に害がないからです。**

7秒うがいを一日に何度もやっていると、少しずつ水を飲み込んでしまうこともありますが、水なら問題ありません。

「殺菌作用のあるうがい薬やマウスウォッシュを使ってもいいですか」というのは、よく聞かれる質問です。

こうした洗《せん》口《こう》液《えき》は、使いすぎにはくれぐれも気をつけてください。

使うにしても、一日一回程度にとどめておいたほうがよいでしょう。

というのも、**洗口液でゆすぎすぎると逆に粘膜を傷つける恐れがあるからです。**

また、口のなかにいる菌がすべて悪い菌というわけではありません。腸のなかにいる細菌の環境のことを腸内フローラとよびますが、近ごろは「口内フローラ」という言葉も出てきています。

菌というのは、無闇《むやみ》に殺せばいいというわけではないのです。

体によい菌まで殺してしまうと、逆に悪い菌が入ってきたときに、繁殖しやすくなってしまうということにもなりかねません。

また、洗口液で古くから使われるポピドンヨードという成分はヨウ素でできているのですが、まれにアレルギー反応を示してしまう人もいます。

また過剰な摂取は甲状腺《こうじょうせん》機能を低下させることもあります。使い過ぎには気を

口のなかには いい細菌もいる

口のなか

うがい薬を使いすぎると、よい菌まで殺してしまい、
悪い菌が増えやすくなる可能性も。

つけましょう。

辛《から》いと感じるものは、使わないほうがよい

洗口液を選ぶ目安としては**「辛いと感じないもの」**がいいかもしれません。

辛さは、洗口液に含まれているアルコールなどの割合によって変化します。

男性の場合、辛くて刺激的な洗口液を好んで使う傾向があるのですが、**辛い、痛いと感じるのは、体にマッチしていない証拠です。**

無理して使わず、製品を変えるか、水でうすめて使いましょう。

7秒うがいをやるたびに、こうした刺激の強い洗口液を使うと、舌の表面にある味蕾《みらい》という器官が壊されて、味覚障害を起こしてしまうこともありえます。

うがいができないときの奥義

歯ブラシが必要な歯磨きと違い、水さえあればどこでもできるのが7秒うがいのメリットです。

しかし、場合によってはどうしても水がなくて、7秒うがいすらできないシチュエーションに出くわすことがあるかもしれません。

そんなときの対応策を伝授します。

それは、**唾液腺を刺激して、唾液を出すという手段です。**

人間の顔には、刺激すると自然と唾液が分《ぶん》泌《ぴつ》されるツボのようなものがあります。そこを指でグーッと押したりすることで唾液を出し、それで口のなかをキレイにするのです。

唾液腺は次の3つです。

1．耳下腺《じかせん》

耳たぶとほほの間あたりにあります。

ここに親指以外の4本の指を当てて、円を描くようにグリグリとマッサージしましょう。

2．顎下腺《がっかせん》

あごの両脇の骨の内側にあります。

親指を優しく押し当てて、グリグリとマッサージしましょう。

3. 舌下腺《ぜっかせん》

あごの先の尖《とが》った部分の内側にあります。
親指でグッと押し上げるようにして、マッサージしましょう。

この3箇所を5〜10回ほどマッサージすると、ジュワッと口のなかに唾液があふれてくるはずです。

もちろん、これはあくまでも応急処置。
実際にうがいをするほどの効果は見込めません。
ただ、唾液には抗菌作用があるので、外でマスクをしていてついつい口呼吸になってしまい、口のなかが乾いてしまっていたら、やってみてください。

3つの唾液腺を刺激することで、口のなかをすぐに湿らせることができるはずです。

うがいができないときは唾液腺マッサージで口を湿らせる

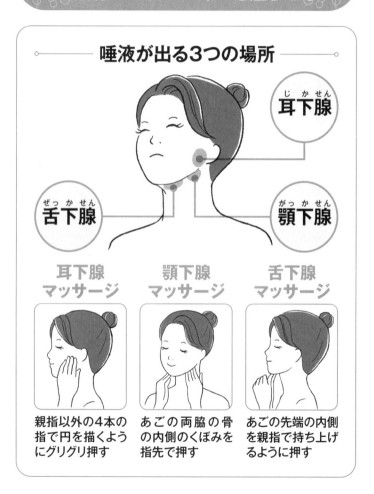

唾液が出る3つの場所

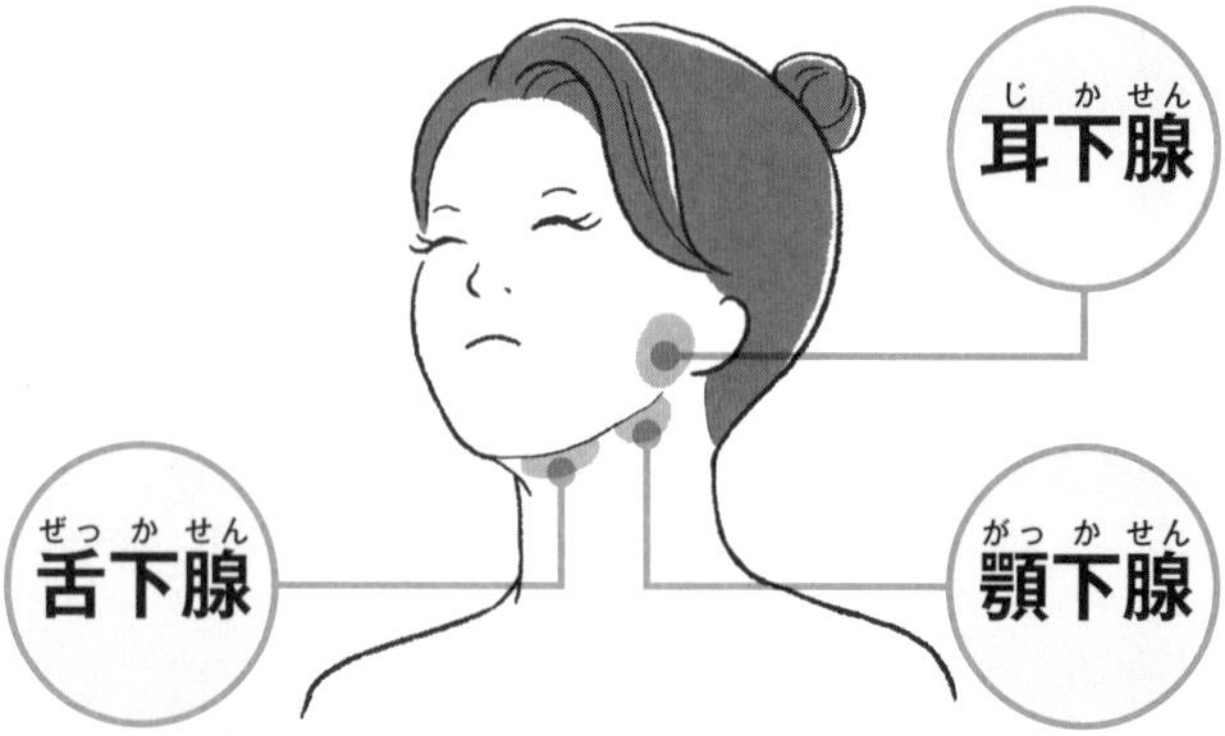

耳下腺マッサージ

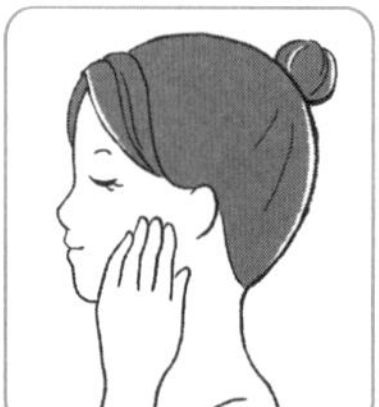

親指以外の4本の指で円を描くようにグリグリ押す

顎下腺マッサージ

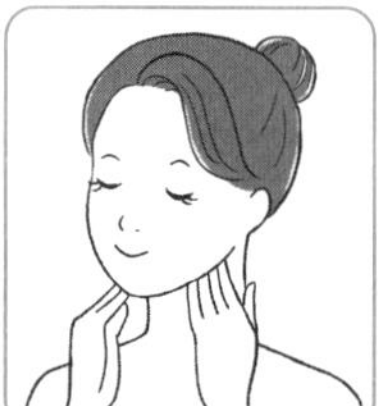

あごの両脇の骨の内側のくぼみを指先で押す

舌下腺マッサージ

あごの先端の内側を親指で持ち上げるように押す

第3章

死にたくなければ
フロスをやりなさい

あなたが知らない虫歯の真実

第1章で説明したように、食べかすがプラークになってしまうと、うがいだけでは取り除くのが難しくなってしまいますから、歯磨きもしっかりやりましょう。

多くの人が歯磨きをするのは、虫歯と歯周病を防ぐためだと思います。

そこで、この国民病ともいえる2つの病気について理解を深めていきましょう。

虫歯は完治できない

そもそも虫歯というのは完治できない病気です。

虫歯を治療するために歯医者さんに行くと、むし歯菌に感染した歯の一部を削ると思いますが、あれは進行を食い止めているだけ。治っているわけではありません。

歯の表面はエナメル質という、とても硬い物質でコーティングされています。大人の場合、ちょっと食べかすやプラークがついたくらいでは、エナメル質が溶かされることはまずないのです。エナメル質が成熟しておらず、歯がやわらかい子どもの虫歯はともかく、**大人の虫歯の大半は再発です。**

虫歯の再発のことを専門用語で「二次う蝕《しょく》」といいます。

二次う蝕の原因はさまざまですが、ほとんどは、以前の虫歯治療で使われた詰め物やかぶせ物のフィットが悪くなって生じます。

銀歯がある人は要注意

この本を読んでいる方のなかで、いわゆる銀歯（注）がある人がいたら、その部分で数年以内に虫歯が再発する可能性があると考えてかまわないでしょう。

銀歯は、およそ詰め物としてふさわしい選択肢ではありません。

温度の変化や圧力で変形しますし、酸性のものを口に入れると化学変化を起こしてサビついたりします。

歪《ゆが》むということは歯と銀歯との間に隙間ができるということですから、そこに食べかすが挟まったりして、ばい菌の温床《おんしょう》になります。

（注）「銀歯」は通称で、正式名称は「金銀パラジウム合金」といいます。

そもそも、**虫歯の治療跡に銀歯などの金属を使っているのは、先進国では日本くらいです。**

アメリカやヨーロッパなどでは銀歯は使いません。

そもそも、耐久性が低すぎるので、選択肢にないのです。

歯を長持ちさせる意味でよく使われているのは、セラミックの詰め物です。

セラミックはエナメル質に非常に近い性質を持ち、プラークなどの汚れを弾《はじ》く効果もあるので、口のなかを衛生的に保てます。

ただし、日本におけるセラミックの難点は値段が高いことです。

保険適用外になってしまいます。

とはいえ、**歯科医がもし虫歯になって治療を受ける場合は、保険適用外を選ぶ**ということは覚えておいてください。

歯ぐきから血が出たら、歯周病の黄色信号

大人の場合、より問題なのは歯周病です。
30代以上の日本人のおよそ8割が歯周病だといわれています。

では、歯周病の目安はなんでしょうか。
歯ブラシを当てて歯ぐきから血が出るようなら、その時点で歯周病予備軍だと考えてください。

気づいたときにはもう手遅れ

歯周病は、歯周病菌が歯と歯ぐきの間にある溝《みぞ》に入り込んで増殖し、炎症を起こして腫れさせる病気です。

初期段階では痛みはなく、歯磨きのときに出血するくらいです。

しかし、重症化すると腫れとともに違和感が出て、歯を支えている骨を溶かし始め、膿《うみ》が出て、やがて歯が抜け落ちます。

歯周病も虫歯と同じく、完治させるのが非常に難しい病気です。

しかも、最初期段階では自覚症状がなく、進行しすぎても痛みを感じなくなるのが厄介《やっかい》なところです。

歯ぐきが腫れすぎてブヨブヨしてくると、歯ブラシが当たっても痛みを感じにくくなるのです。

歯がぐらついてきたころに歯医者さんに行っても、症状の進行をくい止める程度で精一杯です。

ごくまれに再生治療などで治せるケースもありますが、そこまで進行している人の場合は、炎症が広範囲に広がり、骨が溶かされてしまっています。

そのため、最終的には歯を残せないという状態になっていることがよくあります。

歯周病は知らない間にどんどん進行する

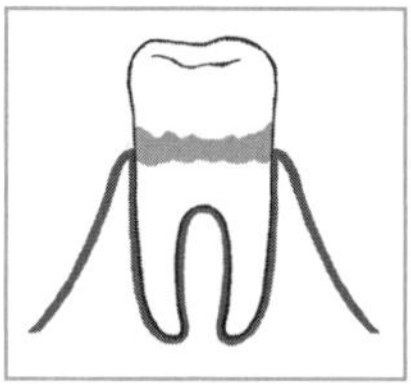

第一段階　歯肉炎

歯と歯ぐきの溝（歯周ポケット）に入り込んだばい菌が炎症を起こす。痛みはないが、歯ぐきが赤く腫れ、歯磨きのときに出血したりする。

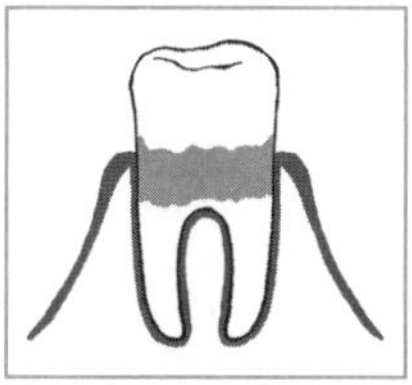

第二段階　軽度の歯周炎

腫れがひどくなり、歯を支える骨が少しずつ溶かされ始める。まだ痛みはないが、指で押すと歯がわずかに動くようになる。

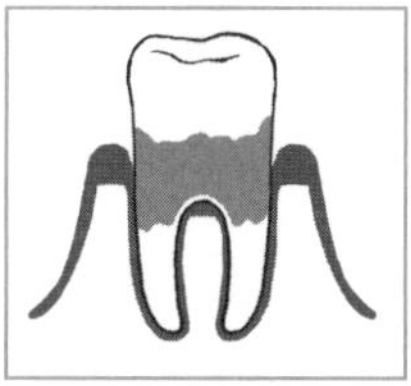

第三段階　中度の歯周炎

歯がぐらつき始め、固いものが噛みにくくなる。歯ぐきから出血するだけでなく、膿が出るようになり、口臭もきつくなる。

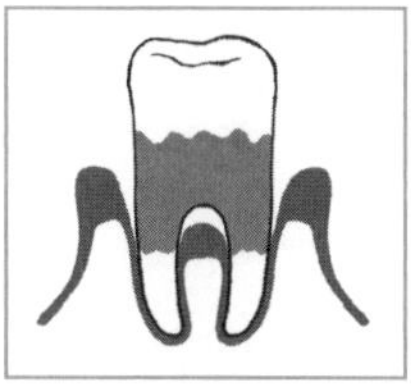

第四段階　重度の歯周炎

歯を支える骨が大きく溶かされ、支えがなくなって歯が抜け落ちるようになる。

歯ブラシだけでは口をキレイにできない

日本人は、世界のほかの国と比べても歯磨きの頻度《ひんど》が高い国民だといわれています。

歯の磨き方についても、小学校で教わったことがある人が多いのではないでしょうか。

にもかかわらず、**日本人には歯周病と歯周病予備軍が多い。**

それだけ口のなかをしっかりキレイにできていないということです。

これはなぜでしょうか。

まず、歯の磨き方が的を射ていない、というのが理由としてあります。

患者さんなどに歯磨きの様子を見せてもらうと、歯の表面だけをガシガシと力任せに磨いている人は少なくありません（これは男性だけではなく、女性の方も多いです）。

小学生のころに習った〝グー握り〟でシャカシャカ磨いている人がいたら、これは誤りです。

歯の磨きすぎは要注意

このように乱暴な歯磨きは効果があまりないだけではなく、歯にとってマイナスになります。**歯を強く磨きすぎると、歯が削れてしまうのです。**

実際、強く磨きすぎて歯がくさび状になった人をたくさん見てきました。

歯を傷つけるような強すぎる歯磨きを、「オーバーブラッシング」といいます。

オーバーブラッシングを続けると、歯の根元が細くなり、ある日突然歯が折れてしまうこともあります。皮肉なことに、歯の磨きすぎで歯を失ってしまうのです。とくに、硬めの歯ブラシを使っている方は歯を削りやすいから要注意です。

歯ブラシは、「ふつう」か「やわらかめ」を選んでください。

うがいをしっかりしていない

また、歯磨きの頻度に比べて、うがいが不十分だというのもあるでしょう。

第2章で説明したように、歯磨きした直後は歯磨き粉やばい菌が口のなかのさまざまなところに飛び散っています。

しっかりうがいをして、それを洗い流さなければ、せっかく丁寧に歯を磨いて

もロのなかがキレイになったとはいえません。

歯磨きに比べて、うがいが軽視されているということです。

歯科検診に行っていない

さらに、定期的に歯科医院に通っている人が少ない、ということもあります。

厚生労働省の発表している資料によると、過去1年間に歯科検診を受けた人の割合は、増加傾向にあるものの、52・9％となっています（注）。

半分くらいの人は、過去１年以上、歯科検診を受けていないということです。

もちろん、どのくらいの頻度で歯科検診が必要かは個人差があります。

しかし、口のなかに金属が多かったり、頻繁に虫歯治療をしていたり、歯並び

（注）歯科口腔保健に関する最近の動向（厚生労働省医政局歯科保健課）
https://www.mhlw.go.jp/content/10900000/000493889.pdf

が悪かったり、歯ぐきから出血することがある人は、少なくとも半年に一度は検診を受けたほうがいいです。

私は3ヶ月に一度が理想と考えています。

歯磨きだけで「アレ」をしていない

最後に、欧米の人々は日常的な習慣としているのに、日本人があまりやらないある習慣があります。

歯ブラシを丁寧に当てても、取れない汚れがあるのです。

デンタルフロスと歯周病の関係

歯磨きに比べて日本人がやっていない習慣。

それが**デンタルフロスや歯間ブラシといった補助的なツールの使用**です。

ここで興味深いデータがあります。

東京医科歯科大学で発表された統計によれば、日常的にデンタルフロスを使っている日本人は30％だというのです（注）。

つまり、デンタルフロスを毎日使っていない人が全体の70％、７割ということですね。

（注）各世代における歯間清掃用具の使用頻度
https://www.jstage.jst.go.jp/article/shikahozon/60/6/60_282/_pdf

思い出してください。

30代以上の日本人の約8割が歯周病。

デンタルフロスを日常的に使っていない人の割合が7割。

歯周病の患者数は、デンタルフロスを使っていない人の割合に近くなるのです。

つまり、**デンタルフロスを日常的に使っている人は、歯周病になっていない可能性**があるのでは？　とも考えてしまいます。

デンタルフロスを使ったことがある人はわかると思いますが、**歯磨きをしたあとにフロスを使うと、びっくりするくらい食べかすやプラークが取れます。**

それだけ、歯ブラシでは取れない歯の隙間の食べかす、プラークがあるということです。

フロスしますか？　死にますか？

私たち歯の専門家は、もちろんフロスの効果を知っていますから、フロスを持ち歩いて、頻繁に使っています。

フロスの有効性は、世界的には常識です。

アメリカからの帰国子女がフロスを持ち歩いているのを見たことがありますが、幼いころからの習慣なのか、彼女は外出先では歯ブラシもせずにフロスだけでケアしていました。

かつてアメリカでは「フロス・オア・ダイ」（フロスか死か）というフロスを普及させるキャンペーンがありました。

これは、フロスを使わないことによる歯周病が、全身の健康に悪さをすることから生まれた言葉です。

歯周病と全身の病気との関係については第4章で解説しますが、フロスにはそれほど効果があるということです。

デンタルフロスは歯周病の早期発見にもつながる

歯磨きは、歯磨き粉を泡立ててしまうので、どこの歯がどのくらい磨けているかをなかなか判断できません。

しかし、デンタルフロスはしっかり一箇所ずつ、歯と歯の隙間にフロスを通して掃除をしていくので、掃除漏《も》れがありません。

デンタルフロスは、しっかりと歯と歯の隙間をキレイにできるだけではありません。

デンタルフロスを通す習慣があると、虫歯や歯周病の早期発見にも役立ちます。

奥歯などにフロスを通すときには、鏡をしっかり見ながら口を大きく開かないといけないので、自然と自分の歯や歯ぐきの状態をチェックできます。

また、銀歯などの被せ物がある人も、素材の変形具合、異常がないかをフロスが引っかかる感触で確認できます。

これにより虫歯や歯周病を自分で早期発見できるのです。

デンタルフロスは7秒うがいと併せて、ふだんの歯ブラシによる歯磨きに加えるべき習慣です。

デンタルフロスは2種類ある

では、デンタルフロスの選び方、使い方をお教えします。

デンタルフロスは大きく2つに分けられます。

取っ手のついた**ホルダータイプ**と、フロスを自分で好きな長さに切り、指に巻きつけて使う**糸巻きタイプ**です。


テレビCMなどでよく目にするのは、ホルダータイプです。

ホルダータイプのメリットは、なんといっても手軽なこと。

1つずつセットされているので、サッと取り出してすぐに使えます。

ただ、キレイにする効果で比べると、糸巻きタイプに負けます。

理由の1つは、奥歯のほうを掃除しにくいこと。

取っ手がついているので、奥歯の隙間に入れるのがなかなか大変なのです。

しっかりキレイにしたいなら糸巻きタイプ

2つ目のデメリットは、フロスを自分でカーブさせられないことです。

歯の形を見ると、四角形ではなく全体的に丸いですよね。

歯と歯の隙間も、ゆるく丸みを帯びています。

ホルダータイプのものはフロスがピンと真っ直ぐに張られているので、歯のカーブに沿わせるのが難しく、曲がった部分の汚れを取りにくいのです。

3つ目のデメリットは、衛生面であまりよろしくない点。

たとえば前歯の歯間を掃除したすぐあとに、同じフロスで奥歯を掃除すると、前歯の歯間にあったばい菌が奥歯の歯間についてしまいます。

水で流しただけではばい菌が落としきれないので、できれば、歯の隙間ごとにフロスを変えるべきです。

ただ、そうすると1回ごとにべつのフロスを使うことになるので、1回あたりのコストが高くなってしまいます。

糸巻きタイプのものは、慣れるのにちょっとコツがいりますが、奥歯にも入れやすく、乾布摩擦《かんぷまさつ》のように歯のカーブに沿わせて動かすことができます。

また、自分で好きな長さに切って、少しずつ位置をずらしながら、歯間ごとに新しい箇所で掃除ができるので、衛生的かつ経済的です。

まずはホルダータイプで習慣づけ、慣れたら糸巻きタイプを使ってください。

2種類ある
デンタルフロスの違い

ホルダータイプ

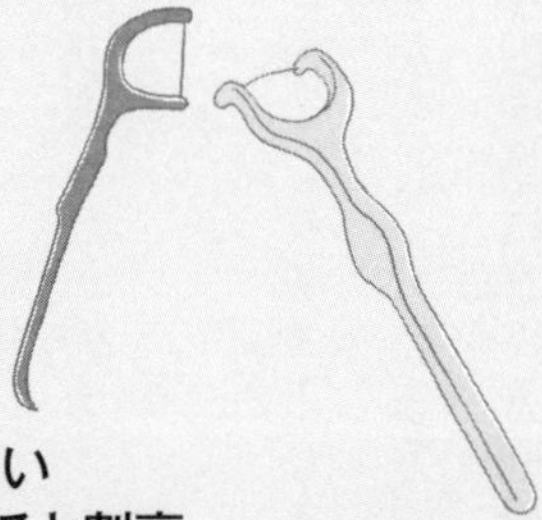

メリット

- 手軽で使いやすい

デメリット

- 奥歯を掃除しにくい
- 歯のカーブに沿わせにくい
- 一回ごとにフロスを変えると割高

糸巻きタイプ

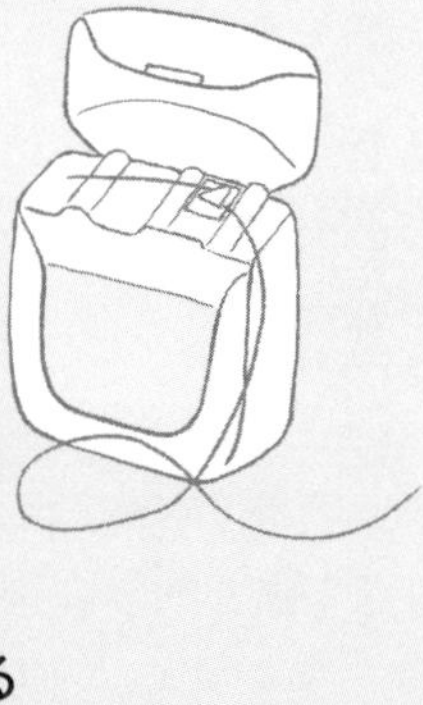

メリット

- 奥歯も掃除しやすい
- 歯のカーブに沿わせやすい
- 好きな長さで使えるので経済的

デメリット

- 慣れるまでにちょっとコツがいる

糸巻きタイプの正しい使い方

ホルダータイプとは異なり、容器に長い1本のフロスが入っていて、使うごとに好きな長さに切って使うのが糸巻きタイプです。

容器に、フロスを切り取るためのカッターがついています。

では、具体的に使い方をレクチャーしましょう。

まず、だいたい指先から肘《ひじ》くらいまでの長さをとってカットします。

フロスの端っこを左の中指に2～3回巻きつけて、しっかり固定します。

中指のフロスを巻いた部分を親指で挟めば、これで引っ張っても抜けなくなるはずです。

掃除する場所はどこからでもＯＫです。

一箇所ずつフロスを挟み込んだら、上下左右に動かして丁寧に掃除していきましょう。

一箇所やり終えたら、使った部分を中指に巻きつけて、フロスの違う箇所が当たるようにしてください。

フロスの強みは歯の隙間に入ることだけではありません。

歯周ポケットのなかの汚れまで取れる点も、歯ブラシにはまねできない芸当です。

ですから、歯の根本までしっかり入れて掃除してください。

「歯間がきつくてフロスが入らない」という方もたまにいますが、フロスさえ入らないほど歯の隙間が狭い方は稀《まれ》です。

フロスは、奥歯の隙間でも入るように設計されていますから、少しずつ入れれば必ず入るはず。

あるいは、どうしても入らない場合は、そこに歯石などの異物がたまって、入りにくくなっているという可能性があります。

どうしても入らない場合は無理をせず、歯科医院に行ってチェックしてもらいましょう。

フロスは歯ブラシの前にやるのがベスト

歯ブラシとデンタルフロスはどちらを先にやるべきかという問題ですが、これ

糸巻きタイプのデンタルフロスの使い方のコツ

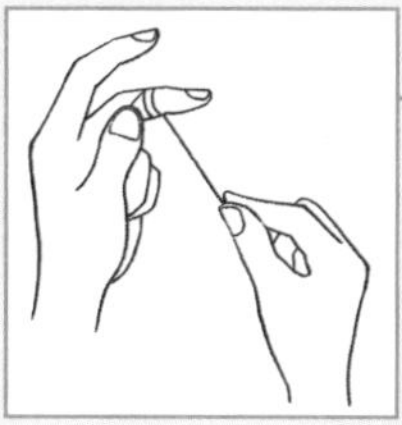

中指にしっかり巻きつける

フロスを適度な長さにカットしたら、左手（左利きの人は右手でも可）の中指に2〜3回きつめに巻きつけます。

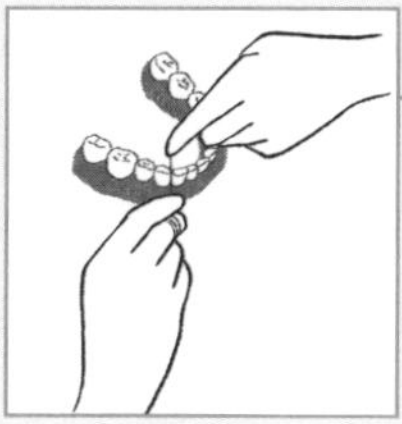

歯と歯の間に差し込む

人差し指を使いながら、一箇所ずつ、歯と歯の隙間に挟み込み、上下左右に動かしながらキレイにしていきます。

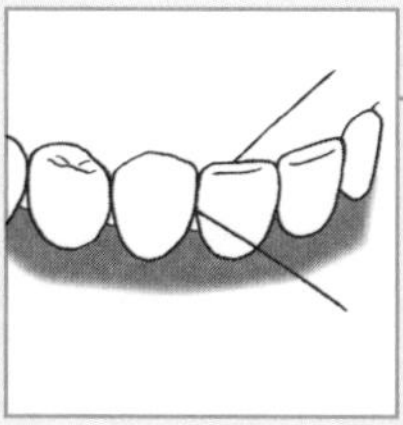

歯のカーブに沿わせる

歯の側面はカーブを描いています。乾布摩擦のような要領で、フロスをカーブに沿わせてしっかり掃除しましょう。

は**フロスを先にやって、その後で歯ブラシをしたほうがいいです。**

この順番でやれば、歯磨き粉に含まれる薬用成分なども歯間までしっかり浸透しますし、うがいの水洗もより効果を発揮します。

なお、糸巻きタイプのフロスは滑りがよいワックスタイプと、ノンワックスタイプとに分かれます。

歯と歯の間にフロスが入りにくい方は、まずはワックスタイプのフロスから試してください。

ただし、汚れを取る力は、繊維が広がりやすいノンワックスタイプのほうが上です。

フロスの扱いに慣れたら、ノンワックスタイプも検討してみましょう。

舌のクリーニングも忘れずに

うがいでこまめに食べかすやばい菌を洗い流し、歯の隙間をデンタルフロスで掃除をして、歯磨きすれば完ぺき！……とは残念ながらいきません。

まだ食べかすやばい菌がたっぷり残っている場所があります。

そう、舌です。

舌の表面は舌《ぜつ》乳《にゅう》頭《とう》という突起に覆《おお》われていて、デコボコしています。

このデコボコの隙間に食べかすやばい菌が潜り込み、繁殖してしまうのです。

とくに、舌の表面が白くなっている人は要注意。

これは舌苔《ぜったい》とよばれるもので、食べかすやばい菌、粘膜のかすなどが集まっているのです。

舌苔がたまっているとウイルスが付着しやすくなるだけでなく、口臭の原因にもなりますから、掃除をして舌を清潔に保つ必要があります。

歯ブラシを使うのは絶対NG

歯磨きをするとき、そのまま歯ブラシを使って舌を掃除している人がたまにいますが、これは絶対にやめてください。

歯ブラシというのは、人体でもっとも硬いエナメル質を磨くためにつくられています。

そんなもので舌を磨くのは、ステンレスたわしで体を洗うようなもの。舌の表面に細かい傷ができ粘膜を痛めてしまいます。

歯ブラシで舌をキレイにするのはやめましょう。

私がお勧めしているのは、**やわらかいガーゼを指に巻きつけて舌の表面をぬぐう**方法です。

いろいろな方法がありますが、これが一番、口臭を抑えるというデータも出ています。

ガーゼが面倒くさいという人は、ドラッグストアなどで販売されている舌用のブラシ等を使ってもいいでしょう。

また、私も使っていますが、最近は舌専用のクリーニングジェルもあります。

ガーゼも舌用ブラシもやりすぎは厳禁

なお、これまで舌のクリーニングをしてこなかった人は、舌苔がガッチリとこびりついていて、一度のクリーニングではキレイに取れないこともあります。

いくらガーゼや舌用のブラシを使うといっても、強い力で何度もゴシゴシやると舌が傷ついてしまいますから、やめてください。

ゆっくり丁寧に回数を重ねていけば、かならずピンク色の舌に戻りますので、あわてずに。

また、舌の白いものがなかなか取れない場合は、別の病気の可能性もあります。しばらくケアしても変化が見られない場合は、歯科医院で診てもらいましょう。

舌のがんもチェックする

舌のクリーニングをするときには、あわせてお願いしたいことがあります。

舌やほほの内側など、口のなかを、くまなく観察してください。


というのも、舌や歯ぐきにもがんができることがあるからです。

口腔がんは比較的まれながんなのですが、あまり知られていないせいか、年々患者さんが増えています。

口腔がんのなかでももっとも頻度が高い舌がんで亡くなる方は、この30年間で4倍にも増えています。

超高齢化社会を迎えた日本で、だれもが注意しなければいけないがんです。

また、日本は先進国で唯一、口腔がんによる死者が増えている国でもあります。

それも、口腔ケアへの意識が低いからでしょうか。

口腔がんを早期発見するためにも、舌クリーニングのときに舌をよく観察してください。舌の裏側もしっかり見ましょう。

また、ほほの粘膜や歯ぐきにもがんはできますから、あわせてチェックしましょう。

もしも硬いしこりやできもの、白や赤や黒といった変色などがあったら、医師の診察を受けてください。**単なる口内炎だと思っていたら、じつはがんだった……**というケースもあります。

2週間以上つづく異常は、やはり専門の医師の診察を受けましょう。

正しい口腔ケアはがんの早期発見につながる可能性もあるのです。

第4章

汚い口は万病の元になる

歯周病菌が「がん」を引き起こす

7秒うがいは単に感染症のリスクを下げるだけではありません。

7秒うがいを習慣化して口のなかをきれいに保っていると、感染症以外の、命に関わる病気の予防にもなります。

というのも、最近の調査で、口のなかのばい菌がさまざまな病気の原因になることがわかってきたからです。

たとえば、**日本人の死因の上位に来るがん、心疾患、誤嚥性肺炎なども、歯周病菌によって引き起こされることがあります。**

国立がん研究センターの研究では、食道がんの細胞を観察すると、かなりの割合で歯周病菌が見つかることがわかりました。

また、横浜市立大学の研究からは、歯周病が大腸がんの発症に関与している可能性がある結果も出ています。

さらにイギリスの研究では、**歯周病を患《わずら》った経験がある人は、そうでない人よりも14％も高い確率でがんになってしまう**というのです。

具体的には、肺がんや腎臓がん、すい臓がん、白血病と歯周病との関係がわかったといいます。

どうやら、歯周病菌が体のなかに入り込み、食道で炎症を起こすことでＤＮＡを傷つけ、がんを発生させるらしいのです。

歯周病菌から動脈硬化や心筋梗塞に

歯周病は、２０００万人近い日本人が患っている糖尿病とも関係があります。

昔から、糖尿病が引き起こす合併症《がっぺいしょう》の１つに歯周病があることは知られていました。糖尿病になると、歯周病にもかかりやすくなるということです。

しかし最近の研究では、**歯周病が糖尿病の要因になるケースもある**ことがわかってきました。

歯周病になると歯肉に炎症が起こり、「サイトカイン」という物質が血液中に放出されます。

サイトカインはインスリンの働きを邪魔します。インスリンは血糖値を下げるホルモンなので、糖尿病になりやすくなってしまいます。実際、**口のなかをキレイにして歯周病がよくなると、糖尿病の状態も改善されることがわかっています。**

糖尿病はさまざまな合併症を引き起こします。

血糖値が高い状態が続くと、血液がドロドロになり、血管の壁に張りついて血の流れが悪くなったり、血管の弾力性が失われたりするのです。

血管がそのような状態になると、動脈硬化や心筋梗塞のほか、網膜症を起こして失明してしまったりすることもあります。

歯周病の人は普通の人の2・8倍も脳梗塞になりやすい

歯周病が血管の病気に関係することも次第に明らかになってきています。

アメリカの大規模な調査によると、歯周ポケットが深い人ほど、冠動脈疾患《かんどうみゃくしっかん》にかかりやすいことがわかりました。冠動脈疾患は、心筋に血液を送る冠動脈という血管に異状が起こることで発生する病気です。

すべての歯の周りに３㎜を超える深さの歯周ポケットがある方は、なんと冠動脈疾患のリスクが３・６倍にもなります。

また、脳の血管が詰まる脳梗塞も、歯周病と関係があります。歯周病の人はそうでない人の２・８倍、脳梗塞になりやすいことがわかっています。フィンランドの研究では、**脳の破れた血管をよく調べると、歯周病菌などの口のなかの細菌がたくさん見つかった**そうです。

同じように、**動脈硬化になっている血管を調べると、血管の細胞からたくさんの歯周病菌が見つかります。**どうやら、血管に住み着いた歯周病菌が動脈硬化を悪化させているようなのです。マウスを使った実験では、歯周病菌に感染させたマウスのほうが動脈硬化が進みやすいことが確認されました。

ばい菌だらけの唾を飲んで誤嚥性肺炎に

高齢者の命を脅《おびや》かす誤嚥性肺炎も、口のなかの環境と関係があります。

誤嚥性肺炎とは、食べ物や飲み物、あるいは唾を飲み込んだとき、それらが食道ではなく、肺に向かう気道に入ってしまうことで起こる肺炎です。

ただ、肺になにかが入ったからといって、必ずしも肺炎になるわけではありません。

たとえば、きれいな唾液だけなら問題ありませんし、身体の抵抗力が高い場合は大事《おおごと》になりません。

しかし、**口のなかが汚いと、大量のばい菌が唾液とともに肺に入り、肺のなかで炎症を引き起こします。**

7秒うがいをやると、口のなかのばい菌の数が減らせるだけではありません。

7秒うがいによって、口周りの筋肉を鍛えることもできます。

つまり、

・**誤嚥を減らすことができる**

・**誤嚥をしてしまっても炎症を起こすリスクを抑えられる**

という2通りの理由で、誤嚥性肺炎のリスクを減らすことができるのです。

こうした口周りの筋力の低下については、最近は**「オーラルフレイル」**という言葉で表現されるようになりました。

オーラルは「口腔」、フレイルは「衰え」という意味です。

7秒うがいはオーラルフレイルの予防にも役立つのです。

歯周病菌がアルツハイマー病の原因になる

歯周病菌がアルツハイマー病の原因になる可能性も、近年になって明らかにされてきています。

アルツハイマー病は認知症の７割を占めていて、アミロイドベータなどの異常なタンパク質が脳にたまることで発症します。

九州大学などが、人工的に歯周病にさせたマウスと、そうでないマウスで実験したところ、**歯周病になったマウスの脳ではアミロイドベータの蓄積量が増え、記憶力の低下が見られた**というのです。

歯周病によって起きる体に悪いこと

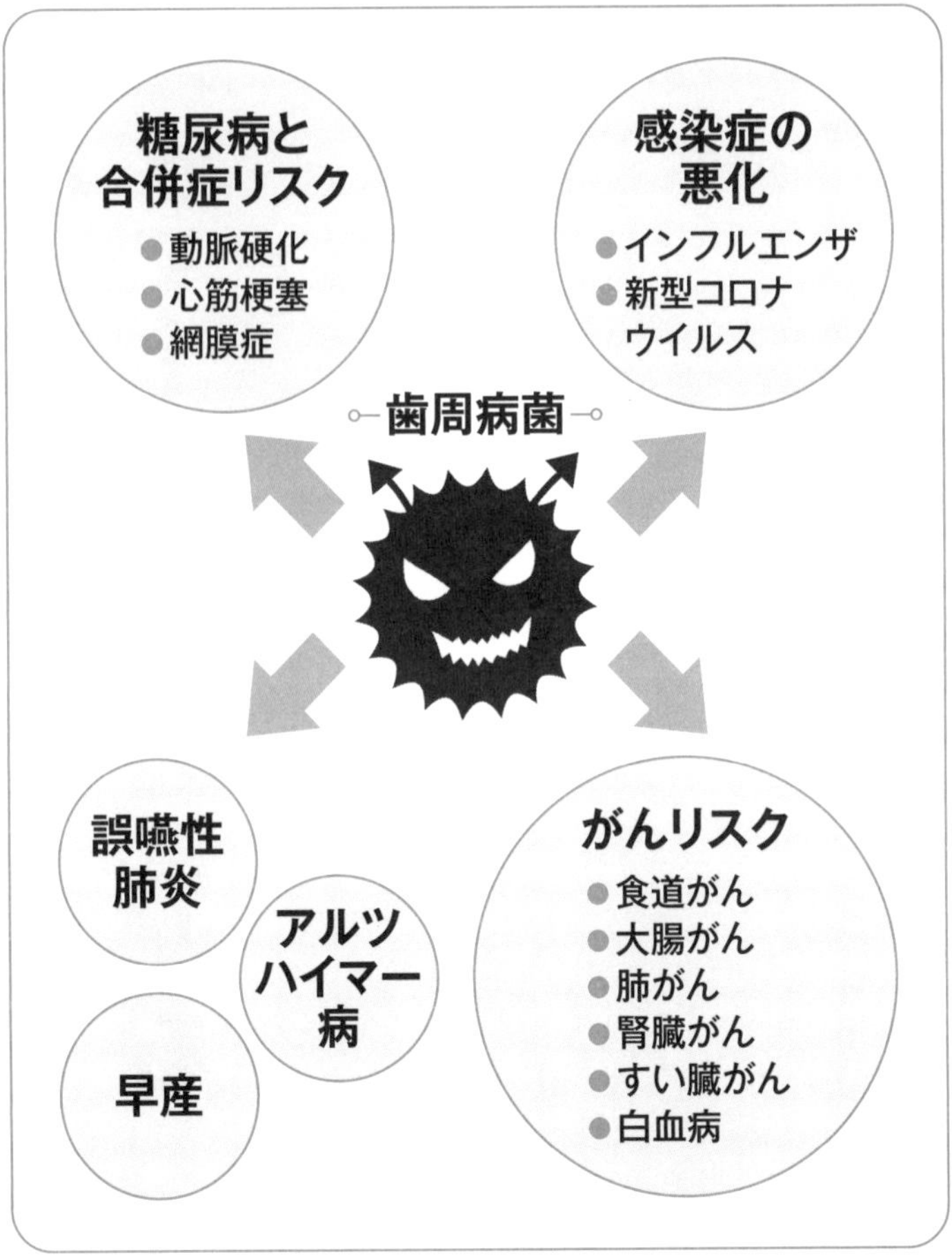

糖尿病と合併症リスク
●動脈硬化
●心筋梗塞
●網膜症
感染症の悪化
●インフルエンザ
●新型コロナウイルス
歯周病菌
誤嚥性肺炎
アルツハイマー病
早産
がんリスク
●食道がん
●大腸がん
●肺がん
●腎臓がん
●すい臓がん
●白血病

また、**亡くなったアルツハイマー病患者さんの脳を調べたところ、歯周病菌が生み出す毒素が多く見つかった**という報告もあります。

もっといえば、歯周病が悪化すると最悪の場合、歯が抜け落ちてしまいますが、**歯の本数とアルツハイマー病の進行にも関連性があります。**

広島大学の調査では、アルツハイマー病にしたマウスを「奥歯を抜いた群」「歯がそろった群」に分けたところ、奥歯を抜いたマウスのほうが明らかに学習能力・記憶力が低下したとのことです。

認知症の発症が増えるのは70代になってからですが、**アミロイドベータが脳にたまり始めるのは50代からとされています。**

まだ大丈夫などと油断せず、７秒うがいやフロスを習慣化しましょう。

歯周病だと早産になりやすい

歯周病は妊娠中の女性に注意していただきたい病気でもあります。

というのも、**歯周病菌は早産のリスクを高める**ことがわかっているからです。

妊娠中の飲酒がよくないことは、多くの人が知っていますよね。

飲酒による早産のリスクは、飲まなかった人より3倍高いといわれています。

しかし、**じつは歯周病による早産のリスクは、歯周病でない人より7倍高いとされているのです。**

飲酒よりも歯周病のほうがよっぽど危険ということです。

通常、人間の赤ちゃんはだいたい妊娠37週～41週までの間に生まれてきます。それよりも早く、未熟な状態で生まれてきてしまうのが早産です。早産で生まれた子どもは免疫力が弱くなり、感染症をはじめ、さまざまな合併症を起こしやすいとされています。

妊娠中の女性は歯周病になりやすい

ここで厄介なのは、**妊娠すると女性は歯周病リスクが上がる**ということです。妊娠するとエストロゲンという女性ホルモンの働きが活発になるのですが、**エストロゲンは歯周病の病原菌の働きも活性化させる**とされているのです。

また、妊娠の終期になると、プロゲステロンというホルモンの働きがとても活発になります。
プロゲステロンは炎症を引き起こしやすくする物質を活性化させてしまうので、歯ぐきが腫れる歯肉炎になりやすくなります。
ほかにも、ホルモンバランスの乱れによって唾液の量が減ってしまいやすくなったり、つわりによって歯磨きをすることもつらくなるなど、口内環境が悪化しやすくなるのです。

7秒うがいの場合、短時間のうちに水だけで素早く口のなかを洗いますから、歯磨き粉をつけて歯ブラシでゴシゴシしなくて済みます。

7秒うがいは妊娠中の女性でも実践しやすいということです。

子どもこそ７秒うがいをしっかりやるべき

子どものころからしっかりうがいをして、口のなかをキレイにする習慣を持つことはとても重要です。

とくに、うがいで口周りの筋肉を鍛えるという役目が重要になってきます。口周りの筋肉が衰えると、歯並びが悪くなります。

歯並びが悪いと、歯磨きをしてもうまく磨けないところが多くなり、口のなかが汚くなってしまいやすくなるのです。

この習慣が本当の効果を発揮するのは、15歳を過ぎてからです。

じつは、日本の子どもたちの虫歯の割合は大きく減っています。

1970年代には9割超の子どもに虫歯があったとされますが、現在は幼稚園～中学生にかけての虫歯の保有率が50%以下になっているのです。

これはもちろん、学校や家庭での取り組みの成果でしょう。

ただ、その一方で**成人の虫歯の割合は変わらず、高齢者では増加傾向にあります。**

15歳以降になると、親が子どもたちの歯にとやかくいわなくなるからです。

小さいころは医療費が無償ということもあり、親が無理やりにでも歯科検診に行かせたりしますが、高校生になると途端に足が遠のくようです。

しかもこのくらいの年齢になると、学校の帰りに買い食いをしたり、遅くまで勉強して夜食を口にしたりするので、口内環境が悪化しやすくなります。部活中にスポーツドリンク等を飲むことも影響します。

この時期は乳歯から永久歯に生え変わるタイミングで、虫歯リスクが非常に高いのです。**本当は15歳以降こそ、しっかり口腔チェックをすべき**なのに、です。

乳歯は、最悪虫歯になっても、抜けてしまうものです。

でも、永久歯になったら、もうかわりの歯は生えてきません。

だからこそ大切にしてほしい、まずは手軽にできる7秒うがいからでも、取り組んでもらいたいと思っています。

小さなころからうがいで口周りの筋肉を鍛えて、歯並びをよくする。

適切な歯のケア方法を体得する。

そして「ものを食べたら即うがい」を習慣化する。

これをやるだけで、子どもたちの将来の歯周病リスク、そして歯周病から始まる病気のリスクを抑えることができるのです。

歯ぐきを境に異なる細菌の世界

虫歯菌は糖質をエサにします。

糖質は、砂糖などはもちろんのこと、炭水化物も含まれます。お米、パン、麺類、イモ類などは炭水化物ですから、虫歯菌のエサになります。ジュースならすぐに飲み込めるから大丈夫、なわけではありません。甘い飲み物は口のなかを通過する瞬間に、舌や歯の表面などにベッタリと糖分が張りつくのです。

意外と見落としがちなのが果物です。

果物はヘルシーなイメージがありますが、清涼飲料水やアイスクリームにも使われている果糖が含まれていますから、やっぱり虫歯菌のエサになります。

さらに、酸性の強い柑橘《かんきつ》類は、食べかすが残ったままだと、歯が溶けやすくなる原因になることもあるのです。

なお、キシリトールは虫歯菌の働きを弱める効果があることが認められていますが、キシリトール配合のガムに糖分が含まれていたら意味がありません。人工甘味料の含有も心配です。目安とするべきはキシリトール50％以上のものです。

ガムは何度も噛むため、口周りの筋肉を鍛えたり、唾液の分泌を促したりするなど、よい効果もありますが、成分には十分気を配りましょう。

一方で、歯ぐきより下に生息する歯周病菌は、タンパク質をエサにします。

なお、ここでいう「タンパク質」は食べ物ではなく、私たちの体をつくってい

る組織のタンパク質のことです。

歯周病菌のなかでもとくに悪さをする「ジンジバリス菌」という種類は、歯の周りの組織（コラーゲンなど）を壊し、歯ぐきから出血した血液のタンパク質や鉄分を取り込み、さらには外敵を排除しようと働く免疫成分のタンパク質までも分解します。

ですから、**こうした悪い菌を増やさないことに加え、菌の病原性に負けない体づくりも大切。**そのためには、なんでも食べられて、口を清潔に保つことが絶対条件になるのです。

そのための結論はシンプルです。

これまでの歯磨き習慣に7秒うがいを加えれば、あなたのお口はもっと健康に近づきます。

おわりに

みなさんは毎日、歯を磨いたあとに、当然のようにうがいをしていると思います。でも、うがいができるのは、決して当たり前のことではありません。

私は若いころ、大学病院で口腔がんになった患者さんたちを毎日診てきました。口腔がんの患者さんには、歯だけでなく舌やあごの一部が失われたり、顔の一部がなくなってしまったりする人もいます。

そうすると、もう自力でしっかりとうがいをすることができません。うがいは唇の筋肉、ほほの筋肉、舌の筋肉を複雑に使わないとできない行為だからです。

そんな口腔がんの患者さんが食事をすると、口のなかがとても汚れてしまいます。自分の力で水を口の外に押し出せないので、専用のガーゼやスポンジがないと、口のなかを掃除できませんから、みなさんとても努力されています。

それでも、ガーゼには限界があります。やはり、お口のすみずみまでキレイにすることはなかなかできません。私はそこで、水流を使って口のなかをゆすぐことのできる「うがい」の力を改めて実感しました。

当時、私は一般のクリニックでも働いていたのですが、そこにやってくる健常者の方たちでも口のなかが汚いことを不思議に思いました。

ほとんどの人は毎日歯磨きをして、うがいをしているはずなのに、なぜこんなに口のなかが汚いのか？

これが、本書の冒頭で述べた「みんな、正しいうがいのやり方を知らないのかもしれない」という思いにつながっていくのです。

じつは、うがいの「正しい方法」は確立されていません。うがいの健康効果に関する論文もありません。医療の現場で、寝たきりの患者さんに看護師が口のゆすぎ方を指導することはありますが、それぞれの経験値で工夫をこらしているだけで、学術的な裏付けはないのです。

ただ、口のなかの細菌が病気を引き起こすこと、新型コロナウイルスやインフルエンザなどの感染症の重篤化にも関係していることはわかっています。そして、うがいをしたほうが口のなかがキレイになることは間違いありません。

私はこの7秒うがいが、「お口のラジオ体操」になることを願っています。ラジオ体操も、どんな健康効果があるか、科学的な裏付けはありませんが、リズムに乗って習慣化しやすいですよね。「7秒」という時間的な区切りをつけることで、気づいたときににサッとしたくなる、できるようにしてほしいのです。

7秒うがいの実践が、一人でも多くの人の口のなかの生涯健康と、その他さまざまな病気の予防に役立つことを願いつつ、筆を置くこととします。

2020年12月吉日
照山裕子

照山裕子（てるやま・ゆうこ）

歯学博士。東京医科歯科大学非常勤講師（顎義歯外来）。日本大学歯学部卒業、同大学院歯学研究科にて博士号取得。世界でも専門家が少ない『顎顔面補綴』を専攻し、口腔がんの患者と歩んだ臨床経験から予防医学の重要性を提唱する。「日本人の口腔ケアへの意識を変えるにはどうしたらいいのか？」という課題の答えのひとつとして考案、推奨している『歯科医が考案 毒出しうがい』（アスコム）が書籍化され、13万部のベストセラーとなった。現在は大学病院および全国の歯科クリニックにて診療を続ける傍ら、テレビ・ラジオなどのメディアにも多数出演。『日経xwoman』のオフィシャルアンバサダーも務める。著書に『「噛む力」が病気の9割を遠ざける』（宝島社）、『歯科医が考案 毒出し歯みがき』（アスコム）がある。

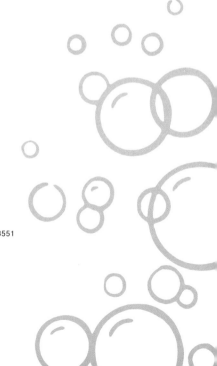

歯科医が考案した新習慣！
免疫力を高めてウイルスを遠ざける

7秒うがい

2021年2月1日　初版第1刷発行

著　者　照山裕子
発行者　櫻井秀勲
発行所　きずな出版
東京都新宿区白銀町1-13　〒162-0816
電話03-3260-0391　振替00160-2-6333551
https://www.kizuna-pub.jp/

印　刷　モリモト印刷

ISBN978-4-86663-132-5